VACCINE ET VARIOLE

Les planches qui accompagnent ce travail seront publiées ultérieurement et formeront un Atlas qui se vendra séparément.

Lyon. — Imp. d'A. Vingtrinier.

VACCINE ET VARIOLE

NOUVELLE ÉTUDE EXPÉRIMENTALE SUR LA QUESTION DE L'IDENTITÉ DE CES DEUX AFFECTIONS

Étude faite, au nom de la Société des Sciences médicales de Lyon,

PAR UNE COMMISSION COMPOSÉE DE :

MM. BONNET, CHAUVEAU, DELORE, DUPUIS, GAILLETON, HORAND, LORTET, P. MEYNET et VIENNOIS ;

RAPPORT

PAR MM.

A. CHAUVEAU,
Président de la Commission.

VIENNOIS,
Secrétaire.

P. MEYNET,
Secrétaire adjoint.

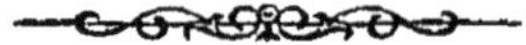

PARIS
P. ASSELIN, LIBRAIRE DE LA FACULTÉ DE MÉDECINE,
Place de l'École-de-Médecine.
LYON. — J.-P. MÉGRET, LIBRAIRE, QUAI DE L'HÔPITAL, 57.

—

1865.

VACCINE ET VARIOLE

NOUVELLE ÉTUDE EXPÉRIMENTALE SUR LA QUESTION DE L'IDENTITÉ DE CES DEUX AFFECTIONS.

Messieurs,

Il y a deux ans, une grave question se discutait au sein de l'Académie de Médecine avec un éclat qui, rayonnant jusqu'aux confins du monde médical, fixait l'attention universelle. Cette discussion, relative aux origines de la vaccine, a été l'occasion du travail dont nous venons vous rendre compte aujourd'hui. Quant au but de ce travail, à son importance, à son opportunité, nous allons vous mettre à même de juger si nous nous sommes bien pénétrés de la manière dont vous avez compris ces différents points.

Vous connaissez tous, Messieurs, les faits qui ont donné lieu à cette discussion dite *des origines de la vaccine.*

M. H. Bouley avait découvert chez le cheval une affection vaccinogène qui, tout d'abord, lui parut distincte de la maladie de Rieumes, décrite deux ans auparavant par M. Lafosse et par M. Sarrans, ainsi que des divers *grease*, eaux aux jambes, javarts constitutionnels, auxquels Jenner, Sacco, Loy et tant d'autres rapportaient l'origine du cow-pox, ou vaccine de la vache. Mais plus tard les caractères de l'éruption découverte par M. H. Bouley, étudiés avec plus de soin, lui servirent à démontrer que ces affections prétendues diverses ne constituent, en réalité, qu'une seule et même espèce morbide, qu'il proposa de nommer *horsepox* et qu'il considéra comme l'origine réelle de la vaccine des bêtes bovines.

M. Depaul, qui avait été mis à même, par M. H. Bouley, d'étudier l'affection vaccinogène d'Alfort, et qui avait contribué à éclairer son collègue sur les caractères de cette affection, M. Depaul crut devoir tirer de son étude des conclusions bien plus larges, bien plus compréhensives. Rapprochant des faits observés par lui tous les faits antérieurs relatifs à la transmission de la variole de l'homme aux animaux et à la transmission inverse, M. Depaul en vint à conclure à l'identité de nature de la petite vérole et de toutes les maladies éruptives qui se développent avec des caractères analogues à ceux de la variole dans les diverses espèces animales. Ainsi, non seulement M. Depaul considéra, avec Baron et ses continuateurs, le cowpox, l'exanthème vaccinogène du cheval, le vaccin humain comme trois affections identiques ayant la variole pour source commune, mais il assimila encore à cette dernière la maladie aphtheuse des ruminants et la clavelée du mouton.

Devant cette attitude de M. Depaul, l'Académie sembla se partager en deux camps. M. H. Bouley prit la parole pour défendre son interprétation, MM. Bousquet, Leblanc, Reynal, Magne, Devergie, pour l'appuyer ; MM. Piorry, J. Guérin, Bouillaud, Bouvier, pour soutenir avec M. Depaul l'origine variolique de la vaccine animale (1).

Quels furent les résultats que la science acquit de cette discussion mémorable ? Vous le savez aussi bien que nous,

(1) Dans la discussion académique, la position prise par M. Bouvier ne fut pas aussi nette que nous l'indiquons ici. Ce n'est que plus tard, dans un mémoire publié en juin 1864 par le *Recueil de Médecine vétérinaire*, que M. Bouvier se prononça catégoriquement pour l'identité de la variole et des affections vaccinogènes chez les animaux.

la science y gagna d'être définitivement fixée sur la nature des maladies éruptives du cheval, qui sont susceptibles de faire naître le cowpox chez la vache et de donner la vaccine à l'espèce humaine, c'est-à-dire sur l'exanthème vaccinogène des animaux solipèdes ; mais la grande question de l'identité de la variole et des diverses affections varioliformes des animaux resta aussi indécise qu'auparavant. Aucun fait nouveau ne vint éclairer la discussion, qui roula à peu près exclusivement sur les faits contradictoires connus dans la science, et qui laissa celle-ci exactement au point où elle se trouvait auparavant.

Il n'en pouvait guère être autrement. Dans une question pareille, l'ardeur des convictions, les qualités oratoires, l'habileté de la dialectique, la finesse de l'analyse, ne suffisent point pour chercher, pour trouver et pour démontrer la vérité. Il faut des faits, des *vrais faits*, c'est-à-dire des faits qui, par leur exactitude, leur constance, leur enchaînement, se présentent si clairs et tellement significatifs qu'ils n'ont besoin d'aucun artifice de langage pour être interprétés. En un mot, c'est là une question purement expérimentale.

Vous l'avez entendu ainsi, Messieurs, quand vous avez créé votre Commission. Désireux d'être enfin éclairés sur cette question tant controversée, vous avez compris que ce résultat pouvait être sûrement atteint par l'expérimentation, vous nous avez proposé ce résultat comme but de nos efforts, et nous avons accepté cette mission avec empressement, malgré la perspective de l'énormité de la tâche que nous entreprenions, soutenus que nous étions par la pensée de l'importance d'un semblable travail.

C'est qu'en effet, Messieurs, il n'est pas de question de médecine qui offre un intérêt plus considérable : intérêt scientifique, intérêt pratique.

Entre la variole et la vaccine, il y a, quel que soit le point de vue auquel on se place, une distance considérable. Si, malgré leurs caractères différentiels apparents, elles ne constituent qu'une seule et même affection; si elles sont identiques par leur nature ; si la seconde n'est pas autre chose que la première, modifiée par le passage du virus qui l'engendre à travers l'organisme de certains animaux; si le principe des maladies virulentes peut ainsi, sinon se transformer, au moins s'atténuer en émigrant d'une espèce animale à l'autre, quelles immenses conséquences pour la prophylaxie des affections virulentes qui, à l'instar de la variole, n'attaquent généralement qu'une fois l'organisation animale ! Si, au contraire, la vaccine et la variole procèdent de deux virus différents, quoique de nature à s'influencer au point de se neutraliser réciproquement, alors se trouvent justifiés les efforts de ceux qui ont cherché ou qui cherchent encore à chaque virus pernicieux un agent de même famille, mais à action bénigne, et jouissant de la propriété de détruire la faculté germinative du premier, alors il devient du devoir de chacun de diriger dans ce sens ses investigations.

Mais il n'est pas nécessaire d'envisager les choses à un point de vue aussi général pour démontrer l'importance des recherches que votre Commission a entreprises. Il suffit de considérer exclusivement les deux affections sujets de notre étude.

Qu'est-ce que la variole? Qu'est-ce que la vaccine? Quelles sont les relations qui existent entre ces deux affections? Y a-t-il un seul médecin qui ne soit désireux d'être éclairé complètement sur cette triple question, même au simple point de vue de la curiosité scientifique? N'est-il pas, jusqu'à un certain point, humiliant pour l'esprit humain qu'une pareille question soit restée sans réponse catégorique, après avoir donné lieu à la plus nombreuse collection de travaux qui existe peut-être dans la science; après avoir occupé une armée presque innombrable de médecins et de savants; après avoir provoqué des mesures administratives importantes; après avoir enfin tenu l'opinion publique constamment en éveil depuis soixante-dix ans? Et puis, qui oserait prétendre aujourd'hui que la recherche de cette solution n'a qu'un intérêt purement spéculatif ? Qui ne voit qu'elle tient sous sa dépendance la loi pathogénique de la vaccine et de la variole ? Qui ne comprend l'importance attachée à la connaissance de cette loi ? L'empirisme d'un homme de génie, d'un Jenner, peut faire des découvertes qui importent au bien de l'humanité ; mais l'empirisme par lui-même n'arrive guère à perfectionner et à féconder ces découvertes ; il faut qu'il soit servi par la méthode scientifique, qui fixe les lois des phénomènes.

Mais on conçoit mieux encore combien il importe de poursuivre cette solution, quand on la considère au point de vue des avantages pratiques qui y sont attachés. Supposons, en effet, qu'il soit démontré que la variole et la vaccine soient deux affections identiques, et que la seconde dérive de la première, alors il n'y a plus à hésiter sur le choix du vaccin, il faut prendre celui qui est engendré directement sur les animaux par l'inoculation variolique, et toutes les difficultés attachées à la recherche d'une bonne matière vaccinogène, excellemment inoffensive et préservatrice, se trouvent ainsi levées du même coup. S'il en est autrement, si la variole communiquée aux animaux et rapportée à l'homme ne donne que la variole, avec tous les dangers de généralisation de l'éruption chez les sujets inoculés, et toutes les menaces de contagion pour ceux qui vivent dans le même milieu, on doit éclairer sur ces dangers et ces menaces les médecins qui poussent à la variolation médiate ou qui s'y livrent. Que si, enfin, tout en restant elle-même, après avoir passé sur les animaux, la variole s'atténue au point de devenir aussi absolument inoffensive que la vaccine, avec une efficacité plus parfaite au point de vue de la préservation, il importe de se demander quel rôle ce vaccin variolique est destiné à remplir. Se tiendra-t-il à côté du vaccin véritable, comme un simple auxiliaire ? Ne sera-t-il pas appelé un jour à le remplacer tout à fait ?

Messieurs, nous voici amenés, par une transition toute naturelle, à vous parler de l'opportunité du travail de votre Commission. A quoi bon, se demanderont certaines personnes, chercher à la variole d'autres préservatifs que le vaccin Jennérien? Quelle utilité de savoir si ce vaccin procède du cheval, de la vache ou d'autres animaux? Pourquoi surtout essayer de fabriquer un vaccin avec la variole? Le vaccin que nous transmettons de l'homme à l'homme depuis Jenner, ne répond-il pas à toutes les exigences? Voilà ce qui s'écrit quelquefois et ce qui se dit fréquemment sous le manteau de la cheminée entre vaccinateurs trop convaincus. On ajoute des commentaires sur les services rendus par la vacccine à l'humanité, sur la gloire qui en est rejaillie sur la médecine; on dénonce l'injustice qu'il y a à méconnaître cette gloire et ces services; on flétrit l'indifférence de notre génération envers la mémoire de Jenner..... Nous aussi, Messieurs, nous nous grouperions, pour la protéger, autour de la statue de ce bienfaiteur du genre humain, si jamais quelqu'un cherchait à la renverser! Mais songent-ils à accomplir cet acte de sauvage ingratitude ceux qui pensent qu'il est utile, qu'il est indispensable d'étudier de nouveau la question de la prophylaxie de la variole? Aujourd'hui que la vaccination est définitivement entrée dans les mœurs publiques, aujourd'hui qu'elle règne en souveraine, on peut bien, sans danger pour son avenir, s'enquérir de la question de savoir si elle a tenu toutes ses promesses. A quoi sert, du reste, de se refuser à l'évidence, de fermer obstinément les yeux sur l'insuffisance notoire de la vaccination dans certaines circonstances? Cet aveuglement systématique diminuera-t-il le nombre et la gravité des cas qui dénotent cette insuffisance? Il y a quarante ans, on se demandait déjà, timidement il est vrai, si la vaccine n'avait pas dégénéré. Mais aujourd'hui, ce ne sont plus des inquiétudes isolées qui se manifestent sur la vertu prophylactique du vaccin. De toutes parts sortent des cris d'alarme. On voit se multiplier d'une manière insolite les épidémies varioleuses dans lesquelles vaccinés et non vaccinés sont pris indifféremment, et la prétendue dégénération du vaccin est plus que jamais à l'ordre du jour. Votre Commission en sait quelque chose par les demandes de cowpox qui lui ont été faites en dehors de Lyon, et dont la plupart étaient motivées de la même manière : « Notre vaccin a dégénéré, nos vaccinés prennent la petite vérole. » Pensez-vous qu'en présence de cette situation il soit sage de demeurer inactif? N'est-il pas convenable d'essayer d'y remédier, de chercher à rendre plus complets les bienfaits de la découverte de Jenner et, pour cela, d'étudier plus à fond les relations qui existent entre la vaccine et la variole? Aucun de vous certainement ne voudrait mettre en doute l'utilité d'une semblable recherche.

C'est donc avec le sentiment de l'importance et de l'opportunité de leur mission que vos Commissaires se sont mis à l'œuvre. Ceci vous dit assez le zèle et la persévérance qu'ils ont apportés à l'accomplissement de leur mandat. Mais vous devez comprendre qu'il ne leur suffisait pas de leur ardeur et de leur bonne volonté pour mener à bien la tâche qu'ils entreprenaient. Il leur fallait des moyens d'études : des locaux appropriés, des sujets, des aides, etc. Hâtons-nous de vous dire, Messieurs, que rien, absolument rien ne nous a manqué, et que nous n'aurions à accuser que notre insuffisance si nous n'avions aucun résultat intéressant à vous présenter. Jamais, en effet, commission d'expérimentation médicale n'a eu à sa disposition de plus immenses matériaux.

Le directeur de l'Ecole vétérinaire, M. Rodet, nous a ouvert avec le plus grand empressement les portes du magnifique établissement à la tête duquel il est placé ; et, grâce à cette sollicitude éclairée pour les intérêts de la science, nous avons trouvé dans cet établissement, non-seulement tous les sujets de l'espèce chevaline nécessaires à nos expériences, mais encore la nourriture et le logement pour tous les autres animaux — et ils furent nombreux — qui nous vinrent d'autre part.

A l'Ecole impériale d'Agriculture de la Saulsaie, même empressement de la part du directeur, M. Lœuilliet. Quand il se fut bien rendu compte du but et de la portée de nos expériences, il nous offrit tous les animaux de sa vacherie et de sa porcherie, avec le droit d'en disposer suivant les nécessités de l'expérimentation. Nous nous procurâmes ainsi un lot de 200 magnifiques sujets d'expériences : 160 vaches ou taureaux et 40 porcs. L'isolement de la Saulsaie et son éloignement de Lyon auraient pu peut-être nous empêcher d'en profiter complètement. Mais M. Lœuilliet sut, avec la courtoisie la plus parfaite, écarter ces obstacles, en exerçant envers votre Commission la plus large et la plus affable hospitalité !

M. Caubet, qui dirige actuellement l'établissement fondé par feu Gérard, au parc de la Tête-d'Or, ne s'est pas montré moins empressé à nous être agréable. Nous avons pu choisir dans ses étables, pour nos expériences, tous les animaux à notre convenance ; et ces étables ne renferment pas moins de cent têtes de bétail, sans compter les moutons, les chèvres, etc.

Enfin, Messieurs, nos deux collègues, MM. Berne et Delore, ont mis à notre disposition le service des vaccinations, à l'hôpital de la Charité, ou M. Horand, interne du service et membre de la Commission, a été spécialement chargé de recueillir toutes les observations.

Ajoutez à cette énumération imposante le concours dévoué des professeurs et des élèves dans les deux établissements d'instruction où nos principales expériences ont été faites (1), et vous aurez une idée complète de la puissance des moyens d'action dont nous avons pu disposer.

Et maintenant quels résultats a produit la mise en œuvre de ces immenses matériaux? C'est ce que nous allons vous faire connaître avec détail, dans deux chapitres séparés, dont l'un traitera de la vaccine considérée en elle-même, et l'autre de la variole étudiée dans ses rapports avec la vaccine.

(1) Nous nous faisons un véritable plaisir de citer particulièrement M. MIGNOT, chargé du cours de zootechnie à la Saulsaie, et M. GUYOT, élève de quatrième année à l'Ecole vétérinaire.

CHAPITRE PREMIER.

LA VACCINE.

Messieurs, en tête de notre œuvre devait se placer, pour en former la base, une étude expérimentale de la vaccine considérée en elle-même.

Certes, un nombre considérable de faits précieux relatifs à cet important sujet sont définitivement acquis à la science. Mais, comme vous en pourrez juger par la suite de ce travail, ces faits, pour le but particulier que nous poursuivions, avaient besoin d'être étudiés de nouveau à différents points de vue. A eux seuls, du reste, il étaient loin de nous suffire : il est certains points importants auxquels personne n'a songé jusqu'à présent, et qu'il était tout à fait indispensable de chercher à résoudre. Cette étude initiale, enfin, destinée à nous fournir des critères infaillibles pour apprécier nos recherches sur la variole, devait par cela même être faite de manière à nous donner des résultats absolument exacts, absolument constants, d'une précision quasi mathématique ; il fallait donc l'instituer et la poursuivre dans des conditions toutes spéciales de rigueur expérimentale.

Rien de plus simple, du reste, que la marche que nous avons suivie.

Étant donnée la classe des animaux vaccinifères ou réputés tels, bœuf, homme, cheval, âne, mouton, chèvre, chien ; étant donné de plus le virus vaccin, quel effet produit l'insertion de ce virus chez tous ces animaux ? Quelle influence exerce sur lui l'organisme de chaque espèce ? Voilà surtout ce qu'il s'agissait de savoir, et nous y sommes arrivés par une série d'inoculations vaccinales pratiquées au moyen du cowpox, inoculations dont nous allons maintenant vous faire connaître successivement les résultats dans cinq articles distincts : 1° transmission de la vaccine dans l'espèce bovine ; 2° transmission de la vaccine chez les bêtes bovines qui ont eu la fièvre aphtheuse ; 3° de la vaccine dans l'espèce humaine ; 4° de la vaccine chez les animaux Solipèdes ; 5° de la vaccine chez les animaux domestiques autres que le bœuf et les Solipèdes.

ART. Ier. — DE LA TRANSMISSION DE LA VACCINE DANS L'ESPÈCE BOVINE. VACCINE TYPE. VACCINE PRIMITIVE OU COWPOX.

On trouvera peut-être que ce titre constitue une pétition de principes. Pourquoi, en effet, considérer le cowpox ou la vaccine du bœuf comme le type des éruptions vaccinales, comme l'éruption vaccinale primitive ? Nous ne voulons pas, Messieurs, discuter la question de savoir si la véritable patrie du vaccin est le cheval ou la vache. Ce que nous tenons seulement à faire remarquer, c'est que, si les faits signalés à l'Académie, dans la remarquable discussion dite de l'origine de la vaccine, prouvent nettement que l'affection vaccinogène se développe spontanément chez les chevaux, il n'en résulte pas la démonstration évidente que cette affection ne soit jamais primitive chez les animaux de l'espèce bovine, que le cowpox provienne toujours de l'inoculation du virus équin. Au contraire, il est resté bien établi que les deux espèces paraissent également aptes à l'évolution spontanée de l'affection vaccinogène. Nous ne sommes donc point en dehors de la doctrine établie par les faits connus dans la science, en signalant en tête de cet article le cowpox comme la vaccine primitive. Mais nous devons déclarer à l'avance que nous serons tentés de sortir un peu de cette doctrine quand nous arriverons à notre article troisième, où il sera question de la vaccine du cheval. Ce n'est point que nous chercherons alors à nier le développement spontané de l'exanthème vaccinal chez les Solipèdes. Loin de là. Mais certains faits d'inoculation nous montreront dans le bœuf une aptitude supérieure à la transmission du vaccin, une puissance germinative plus développée pour le contagium vaccinal; et sans vouloir tirer de ces faits des conclusions prématurées, nous avons cru devoir vous avertir de leur existence, pour que vous sachiez à l'avance que nous ne serons point embarrassés de justifier la manière de voir qui nous a fait considérer l'espèce bovine comme la patrie par excellence de la vaccine.

Mais n'interrompons point la marche naturelle de nos démonstrations, et revenons à notre sujet.

Malheureusement nous n'avons point eu de cowpox spontané à notre disposition pour nos expériences de transmission de la vaccine proprement dite. Nous nous sommes servi du cowpox inoculé, pris sur la vache ramenée de Naples par M. Lanoix et mise par lui à notre disposition avec la plus louable et la plus généreuse obligeance, suivant le désir du professeur Palasciano.

Trente inoculations, successivement pratiquées avec ce virus, nous ont permis d'étudier dans les moindres détails tous les caractères de l'éruption vaccinale chez le bœuf. Avant de vous faire connaître les résultats que nous avons obtenus, il importe, Messieurs, que vous soyez renseignés sur les conditions exceptionnellement avantageuses dans lesquelles nous nous sommes trouvés pour cette étude.

Ces conditions concernent nos sujets d'expériences.

Vous comprenez parfaitement que la première qualité qu'ils devaient présenter à vos Commissaires, c'était de n'avoir jamais eu le cowpox ou autres éruptions analogues. Or, si nous avions été forcés d'agir sur des animaux achetés au hasard dans les foires ou marchés, et transmis de mains en mains à plusieurs acquéreurs avant d'arriver jusqu'à nous, la certitude sur ce point important nous eût tout à fait manqué, et nous aurions été dans l'impossibilité absolue de nous prononcer sur la signification de nos résultats négatifs, dans le cas où nous en eussions obtenu.

Mais nous avons pu heureusement avoir cette certitude pour les sujets sur lesquels nous avons expérimenté. En effet, à l'École de la Saulsaie et à l'établissement de la Tête-d'Or où nous avons puisé nos sujets, le plus grand nombre des animaux qui composent la vacherie sont nés sur les lieux mêmes, et ont pu être suivis de très-près depuis le moment de leur naissance. Chacun d'eux possède son dossier sanitaire, et l'on peut se fier absolument aux renseignements fournis par ce dossier.

Ces renseignements nous apprennent qu'à la Saulsaie aucun animal n'a *jamais* été atteint du cowpox et n'a *jamais* présenté le moindre symptôme de fièvre aphtheuse. Nous avons d'autant plus de raison d'accepter dans toute sa rigueur cette déclaration qui nous a été faite si catégoriquement par M. le directeur Lœuilliet, par M. Mignot et par M. Nallier, le vétérinaire de l'établissement, que la fièvre aphtheuse a régné et règne encore aux environs de la Saulsaie,que la sollicitude des intéressés est perpétuellement tenue en éveil par cette menace de contagion, et qu'à cause de cela même on s'attache avec le plus grand soin à constater les moindres éruptions qui peuvent se manifester sur la surface de la peau. Du reste, Messieurs, le résultat de nos inoculations n'a pas tardé à confirmer ces renseignements sur l'état sanitaire des animaux de la Saulsaie. Aucun d'eux ne s'est montré réfractaire à la contagion vaccinale, quoique nous n'ayons guère pris de précautions pour choisir nos sujets; ce choix nous est vite devenu indifférent, et à la fin nous prenions au hasard les animaux qui nous tombaient sous la main, quels que fussent leur âge, leur race, etc.

Au parc de la Tête-d'Or, l'état sanitaire des animaux n'avait point été aussi parfait au point de vue qui nous occupe. La maladie aphtheuse généralisée avait régné dans l'étable quelques semaines avant le début de nos expériences. Mais cette circonstance, loin de nuire à nos recherches, nous fournit une excellente occasion de résoudre l'importante question de l'identité du cowpox et de la fièvre aphtheuse. Tous les animaux atteints de cette maladie furent soigneusement signalés et réservés pour servir à une série spéciale d'inoculations. Sur les autres, nous pûmes opérer la transmission du cowpox avec la même sécurité qu'à la Saulsaie.

Messieurs, vous n'attendez sans doute pas de nous que nous vous fassions connaître isolément les résultats de chacune de nos inoculations. Ce serait une énumération aussi fastidieuse qu'inutile. Nous aimons mieux vous exposer, d'une manière générale, parmi les faits que nous avons observés, ceux qui présentent un intérêt spécial pour les solutions que nous poursuivons.

Toutes nos inoculations ont été faites par le procédé ordinaire, c'est-à-dire par piqûres sous-épidermiques à l'aide d'une lancette chargée de virus.

Les mâles ont été inoculés sur les bourses ou dans la région périnéale ; les femelles, sur le côté externe des lèvres de la vulve. Cette dernière région convient beaucoup mieux que la mamelle et les trayons : 1° parce que la peau y étant plus fine, plus souple, plus vasculaire, revêtue d'un épiderme moins épais, se prête mieux à la réception et à la germination du virus ; 2° parce que la situation de la région rend beaucoup plus faciles et les inoculations et l'observation journalière de leurs résultats. Les mouvements de la queue écorchent, il est vrai, quelquefois les pustules. Mais celles-ci sont mieux protégées contre la langue du sujet, qui se lèche très-aisément les régions mammaire et inguinale, tandis qu'il n'y a que les très-maigres animaux de petite taille qui puissent atteindre la vulve avec leur langue.

Rien de plus régulier et de plus constant que la marche de l'éruption suite de l'inoculation.

Dès le second jour apparaît au point piqué une petite papule rosée qui ne tarde pas à s'agrandir. Le 3e jour, cette papule, devenue plus large et plus proéminente se déprime à son centre, qui prend un aspect blanchâtre contrastant avec la couleur rouge de la périphérie. Le 4e jour, la pustule est définitivement constituée, avec son ombilic, son bourrelet circulaire et son aréole. Du 5e au 8e jour, elle continue à croître sans changer de caractères. Arrivée alors à son maximum de développement, elle se présente le plus communément avec l'aspect représenté dans la planche Ire (1). L'aréole, d'un rouge vif, ne forme généralement qu'un cercle fort étroit, plus ou moins saillant, circonscrivant avec netteté la pustule proprement dite. Celle-ci, toujours ombiliquée et déjà brunâtre au centre, reflète à sa périphérie une teinte jaune paille, quelquefois la couleur blanche nacrée que l'on observe dans la vaccine humaine. Puis commence la période décroissante. La teinte brunâtre envahit graduellement et irrégulièrement toute la surface de la pustule, l'aréole s'efface, la saillie du bouton vaccinal s'affaisse peu à peu, et vers le 12e jour, celui-ci n'est plus indiqué que par la croûte centrale, croûte qui tombe du 14e au 20e jour, en laissant, comme dans l'espèce humaine, une légère cicatrice indéfiniment persistante.

Cette description, bien entendu, ne s'applique dans tous ses détails qu'à la vaccine des animaux à peau blanche ou rosée. Sur ceux, en effet, qui ont cette membrane fortement pigmentée, il est impossible de constater la rougeur des papules initiales et de l'aréole qui entoure le bouton. Mais en dehors de cette particularité, les choses se passent absolument de la même manière sur les animaux à peau noire que chez les autres.

Nous n'avons jamais vu l'évolution des pustules vaccinales sur les animaux de l'espèce bovine s'éloigner de la marche que nous venons d'indiquer, à part le retard ou l'ac-

(1) Quoique les planches qui accompagnent ce travail ne soient pas jointes à la présente publication, nous avons cru devoir conserver les indications renvoyant à ces planches. Ces indications auront leur utilité pour les personnes qui se procureront notre Atlas.

(*Note du Rédacteur*).

célération, toujours légers, inhérents à l'état de la température extérieure. Mais cette régularité et cette constance, si remarquables dans la marche de l'éruption, ne se sont plus rencontrées dans l'intensité de ses caractères. Les pustules de cowpox peuvent être plus ou moins larges, plus ou moins saillantes, et leur aréole plus ou moins étendue.

La planche Ire représente quatre pustules de cowpox au 8e jour, sur une vache de 6 ans, de race Ayr-bretonne, stérile et engraissée pour la boucherie. Quoique l'aréole soit étroite et la saillie du bouton peu prononcée, c'est là ce qu'on peut appeler de belles pustules vaccinales, puisque la partie centrale des boutons ou la pustule proprement dite ne mesure pas moins de 8 à 10 millimètres de diamètre. Néanmoins il n'est pas rare d'en rencontrer de beaucoup plus belles, surtout dans les cas où l'inoculation a été faite sur des trayons volumineux ; la pustule atteint alors jusqu'à 12 à 15 millimètres de diamètre, et l'aréole s'étend à sa périphérie, dans un rayon de 8 à 10 millimètres, quelquefois plus, en formant une rougeur diffuse. Dans d'autres cas, au contraire, les pustules sont incomparablement plus petites que celle du type représenté par cette figure Ire.

La raison de ces différences échappe quelquefois ; elles s'expliquent souvent, croyons-nous, par la différence des conditions dans lesquelles se trouvent les animaux, conditions relatives à la constitution, au tempérament et à l'état de santé. Ainsi, le cowpox inoculé à des bêtes vigoureuses, de grande taille, à peau fine, et en excellent état d'embonpoint, produira une magnifique éruption, tandis que le même virus, pris sur le même individu et fourni par la même pustule, ne donnera naissance qu'à des boutons médiocres, si les sujets inoculés, malingres et mal nourris, appartiennent à une race de petite taille. Nous en avons eu la preuve en inoculant comparativement de belles vaches Ayr et une petite bande de génisses bretonnes amenées d'une ferme lointaine au parc de la Tête-

2

d'Or, et aussi débiles, aussi mal tenues que possible. Cependant la relation que nous signalons ici n'est pas absolument constante, car nous avons vu des bêtes magnifiques ne présenter que des éruptions faibles. Peut-être faut-il s'en prendre à ce que le virus inoculé n'a pas la même activité dans toutes les parties de la pustule,et à ce que la pointe de la lancette, allant fouiller tantôt là, tantôt ailleurs peut ainsi se charger de matière plus ou moins virulente. Peut-être enfin, n'y a-t-il à accuser que des différences individuelles de réceptivité, différences bien constatées pour la plupart des virus, et qui, dans l'état actuel de la science, ne saurait recevoir d'explications plausibles.

Avant d'abandonner l'examen des faits relatifs aux caractères de l'éruption vaccinale produite par l'inoculation du cowpox , nous devons dire quelques mots des observations que nous avons faites sur le développement du virus vaccin au sein des pustules de cowpox et sur les conditions qui peuvent en modifier l'activité.

La germination du vaccin commence sans doute immédiatement après son insertion, et produit rapidement une quantité notable de matière inoculable, car nous avons pu dès la soixantième heure, inoculer la vaccine au bœuf, avec la sérosité puisée dans la profondeur d'une papule vaccinale. Jusqu'au 7e jour accompli, cette sérosité virulente nous a paru conserver toute son activité, tout en devenant plus abondante. Mais sa virulence diminue ensuite si rapidement que nous avons vu échouer une inoculation tentée, dans de bonnes conditions, avec du virus recueilli au 9e jour.

C'est là un fait fâcheux au point de vue de la récolte du cowpox. En effet, la sécrétion de la sérosité vaccinale est rarement abondante chez les animaux de l'espèce bovine, et, quand on peut en recueillir de notables quantités, c'est justement vers le 8e et surtout vers le 9e jour, alors que cette sérosité n'a presque plus aucune virulence. Il en résulte que, pour inoculer sûrement le cowpox , on est obligé de recourir à la méthode préconisée à Naples, où ces faits ont été bien observés, c'est-à-dire d'enlever une pustule entre le 3e et le 7e jour, pour en extraire par râclage la sérosité virulente.

Messieurs, jusqu'à présent, il n'a été nullement question des phénomènes généraux qui peuvent coïncider avec l'éruption vaccinale chez les animaux de l'espèce bovine. Disons, en deux mots, que ces phénomènes passent tout à fait inaperçus si tant est qu'ils existent. Pendant l'éruption de la vaccine, il n'y a pas la moindre réaction générale. Ainsi, nos animaux n'ont présenté de la fièvre à aucun moment; leur santé est restée excellente; ils ont mangé et bu comme à l'habitude, et, chez les vaches laitières, la sécrétion lactée n'a pas subi la moindre altération.

La question des phénomènes généraux qui peuvent accompagner le cowpox nous amène à nous occuper de plusieurs sujets importants ayant rapport à cette question: les éruptions vaccinales secondaires générales ou localisées, la contagion du cowpox à distance, les réinoculations.

Messieurs, sur nos trente sujets consacrés spécialement à la multiplication du cowpox, nous avons recherché avec le plus grand soin les traces de la généralisation de la vaccine, et nous devons avouer que toutes nos recherches ont été absolument infructueuses. Nous n'avons point, il est vrai, rasé nos animaux pour nous assurer de la présence ou de l'absence de l'éruption vaccinale généralisée; la chose nous eût été impossible sur les animaux, presque tous de très-grande valeur, qui nous étaient confiés. Mais nous ne craignons pas d'affirmer que les poils fins et courts des bêtes distinguées que nous avons inoculées n'auraient pu nous cacher une pareille éruption, à cause de la saillie, des dimensions, de la dureté des boutons de cowpox.

En a-t-il été de même des éruptions secondaires localisées autour des points inoculés? Il nous est arrivé trois fois de constater sept à huit boutons de vaccine là où nous croyions n'avoir fait que cinq à six piqûres. Mais il nous a toujours paru que les pustules surnuméraires avaient dû résulter d'une inoculation accidentelle pratiquée au moment de la vaccination par l'opérateur lui-même. Les animaux, en effet, sont loin de se prêter avec docilité à cette opération; et il est quelquefois impossible d'affirmer, quand elle est terminée, qu'on n'a fait que le nombre de piqûres projeté à l'avance. Du reste, les caractères des boutons supplémentaires, dans les cas exceptionnels que nous signalons, nous ont nettement prouvé cette origine; ils s'étaient développés en même temps que les autres, et avaient accompli dans le même temps toutes les phases de leur évolution; — ce n'est pas là la marche ordinaire d'une éruption secondaire.

Mais il nous reste à parler d'un quatrième fait exceptionnel qui ne peut recevoir la même interprétation. Il s'agit d'un jeune taureau breton, sur les bourses duquel on avait pratiqué trois inoculations. L'éruption des trois pustules se fit régulièrement. Mais au commencement du sixième jour, on vit apparaître, en arrière d'une des pustules (voir la planche IIe) une papule qui se transforma rapidement en une toute petite pustule ombiliquée, ayant toutes les apparences d'un bouton de vaccine. Est-ce bien là une éruption secondaire? Cette pustule ne serait-elle pas plutôt le résultat d'une auto-inoculation? C'est ce que nous n'oserions décider quant à présent. Qu'une des pustules primitives ait été ouverte par le frottement des bourses contre la face interne du membre abdominal, que le virus vaccin ait été rapporté par celui-ci aux bourses, en un point légèrement excorié, rien de plus vraisemblable. Mais nous devons avouer que l'examen le plus minutieux des parties ne nous a révélé aucun fait propre à changer cette probabilité en certitude, ou à l'écarter tout à fait. Notre fait doit donc rester avec son point d'interrogation.

Messieurs, au début de nos expériences, nous n'osâmes pas laisser nos animaux inoculés en rapport avec les autres, dans la crainte de voir le cowpox se développer, par contagion à distance, sur des animaux auxquels l'éruption vaccinale eût été plus ou moins préjudiciable. C'était peut-être montrer trop de pusillanimité ; mais nous ne pouvions faire moins que de répondre ainsi à la bienveillante confiance de nos pourvoyeurs d'animaux d'expériences. Plus tard, rendus moins défiants par l'observation de ce qui s'était passé sur nos animaux séquestrés, nous laissâmes les sujets inoculés dans leurs étables, au milieu de leurs camarades, et nous acquîmes ainsi les moyens de nous prononcer, en toute connaissance, sur l'inanité des dangers de contagion médiate de l'éruption vaccinale. En effet, depuis le 23 février dernier jusqu'à ce jour, nous avons eu constamment des bêtes vaccinées dans les étables de la Saulsaie et du parc de la Tête-d'Or, et il ne s'est manifesté aucune vaccine spontanée sur les nombreux animaux — non soumis à la vaccination — cohabitant avec nos sujets inoculés.

Terminons, Messieurs, cette partie de notre rapport, par les quelques mots que nous avons à dire au sujet des revaccinations sur les sujets de l'espèce bovine.

Chez les animaux vaccinés une première fois, le cowpox peut-il prendre une deuxième fois, quand on pratique la réinoculation ? Nous avions un intérêt tout particulier à le savoir, au moins en ce qui concerne les réinoculations exécutées dans le délai de quelques mois, parce que la solution de cette question tient sous sa dépendance celle qui sera cherchée à la question traitée dans l'article suivant. Aussi avons-nous mis un soin tout particulier à faire les expériences qui devaient nous éclairer sur ce point important. Donc, nous avons choisi nos premiers animaux inoculés, ceux qui avaient été vaccinés dans le mois de décembre 1864, c'est-à-dire depuis quatre mois en moyenne. Tous ont été soigneusement réinoculés, et, chez tous, la revaccination a totalement échoué. Voilà donc une question jugée, et nous pouvons maintenant aborder avec confiance l'étude de l'identité du cowpox avec la maladie aphtheuse généralisée.

ART. II. — DE LA TRANSMISSION DE LA VACCINE CHEZ LES BÊTES BOVINES QUI ONT EU LA MALADIE APHTHEUSE, ET DES RELATIONS QUI EXISTENT ENTRE CETTE MALADIE ET LE COWPOX OU VACCINE PRIMITIVE.

Nous vous avons dit, Messieurs, que, parmi les animaux mis à notre disposition au parc de la Tête-d'Or, il s'en est trouvé qui avaient eu la cocotte ou maladie aphtheuse généralisée quelques semaines avant le début de nos expériences. Ces animaux, avons-nous ajouté, ont été mis à part pour servir à une série spéciale d'inoculations destinées à résoudre la question de la nature vaccinale de la fièvre aphtheuse. C'est qu'en effet, Messieurs, le cowpox n'étant pas réinoculable, comme vous venez de le voir, aux animaux qui l'ont eu une première fois (c'est au moins prouvé, par nos expériences, pour le délai de quatre mois entre les deux inoculations), si *cowpox* et *fièvre aphtheuse* ne sont qu'une seule et même chose, en insérant du virus vaccin sur des animaux récemment atteints de cette dernière maladie, on ne doit obtenir que des résultats négatifs.

Examinons ensemble les expériences qui vont nous permettre de prononcer.

Le 15 décembre 1864, nous faisons amener à l'Ecole vétérinaire un très-beau taureau breton, parfaitement bien portant, quoique guéri depuis quinze jours à peine d'une fièvre aphtheuse bien caractérisée. M. Saint-Cyr, dont la compétence vous est bien connue, et qui a donné des soins à cet animal, nous fournit sur sa maladie des détails circonstanciés qui ne permettent aucun doute sur l'exactitude du diagnostic. On inocule le cowpox à l'animal par sept piqûres pratiquées sur la partie postérieure du scrotum. Sept magnifiques pustules vaccinales succèdent aux piqûres, et ces pustules, que nous rangeons au nombre des plus belles que nous ayons vues, nous servent à vacciner avec un plein succès une génisse et plusieurs enfants.

Deuxième et troisième faits. — L'animal sur lequel fut exécutée l'expérience précédente, n'avait eu, en définitive, qu'une fièvre aphtheuse bénigne, comme le prouve le bel état dans lequel il se trouvait au moment de son inoculation. Ne serait-ce pas à cette bénignité qu'il faut attribuer le succès de la vaccination? Ce succès ne tiendrait-il pas à ce que la maladie aphtheuse n'a pas agi assez fortement sur le sujet pour le rendre inapte à contracter le cowpox? Pour nous en assurer, nous avons choisi, dans la vacherie de la Tête-d'Or, les deux animaux qui avaient été le plus gravement malades de la fièvre aphtheuse. C'étaient deux vaches de race Schwitz, qui, pendant trois mois, sont restées constamment étendues sur la litière. Au moment où on les inocule, c'est-à-dire le 1er mars, elles commencent à peine à se tenir debout et présentent une maigreur extrême. Or, le cowpox se développa sur toutes les deux, quoique l'une eût 10 ans et l'autre 12. La première avait été inoculée dans trois points ; l'une des inoculations manqua. La seconde reçut deux piqûres seulement, dont chacune donna naissance à une pustule parfaitement caractérisée. Nous n'avons point essayé de transmettre cette éruption à d'autres animaux. Mais on pourra se convaincre, par l'examen de la planche IIIe, que nous avons eu affaire à une vaccine tout à fait légitime.

Quatrième et cinquième faits. — Enfin, Messieurs, nous ajouterons deux autres faits qui ne nous sont pas personnels, mais qui n'en méritent pas moins toute votre confiance, car ils nous ont été communiqués par un observateur habitué à la rigueur expérimentale, M. Boissier fils, vétérinaire à Alais.

M. Boissier nous avait demandé une pustule de cowpox, en son nom et au nom de M. le docteur Larguier, pour faire à Alais des tentatives de vaccination animale.

Le 17 février, ces deux expérimentateurs inoculèrent, avec cette pustule, une génisse de 18 mois et un taurillon de 6 mois, qui, un peu plus de deux mois et demi auparavant, avaient été atteints de la fièvre aphtheuse. (Ils ne purent choisir d'autres animaux, parce que tous ceux qui composaient la vacherie dont ils pouvaient disposer avaient été, sans exception, frappés de la maladie). Or, cette inoculation produisit des pustules de cowpox, qui servirent à vacciner avec un plein succès un certain nombre d'enfants.

En présence de faits aussi significatifs, il vous semblera, comme à nous, Messieurs, qu'on ne saurait hésiter à tracer entre le cowpox et la fièvre aphtheuse une ligne de démarcation bien tranchée, contrairement à l'opinion de M. Depaul. Le cowpox se développe par inoculation sur les animaux qui ont eu récemment la fièvre aphtheuse et qui en sont à peine convalescents, donc la fièvre aphtheuse n'est pas le cowpox.

ART. III. — DE LA VACCINE DANS L'ESPÈCE HUMAINE. COMPARAISON ET RELATIONS AVEC LA VACCINE PRIMITIVE.

Messieurs, votre Commission a fait un grand nombre de vaccinations chez l'enfant avec le cowpox napolitain. Mais il va sans dire que nous n'avons à vous en parler que pour vous signaler, parmi les faits qui se sont offerts à notre observation, ceux qui présentent quelques particularités se rattachant de près ou de loin à la grande question traitée dans notre travail. Agir autrement, ce serait refaire pour la mille et unième fois la description de la vaccine, ce serait tomber dans le plus rebattu des lieux-communs médicaux. En effet, Messieurs, quand on inocule le cowpox à l'espèce humaine, on ne détermine pas d'autres phénomènes que ceux qui résultent de l'inoculation du vaccin Jennérien. Seulement les pustules produites par le cowpox sont généralement plus belles et arrivent un peu plus tardivement peut-être à leur développement complet.

Pas plus que le vaccin Jennérien, le vaccin pris directement sur la vache ne donne lieu à des éruptions généralisées, nous parlons d'éruptions secondaires bien authentiquement spontanées, ne provenant pas d'une auto-inoculation : cas qui doivent être bien rares—à supposer qu'ils existent, — si nous en jugeons par les renseignements que nous avons puisés dans la pratique des médecins-vaccinateurs de notre ville. Dans toutes les vaccinations qui ont été faites sur l'enfant avec notre vaccin de vache, il y a eu, en effet, absence complète d'éruptions vaccinales secondaires. Cependant, sur l'enfant d'un de vos Commissaires, M. Dupuis, deux très-petits boutons hémisphériques sont apparus sur l'aréole d'une pustule, et l'on a constaté en divers points du corps une légère éruption de boutons analogues. Sur un autre enfant, vacciné par notre collègue M. Tripier, interne des hôpitaux, l'aréole d'une pustule (voir planche V^{e}) s'est couverte également de très-petits boutons vésiculeux, qui donnaient à cette aréole un aspect granité. Mais bien évidemment, il n'y a dans ces éruptions, sortes de *strophulus volaticus*, observées quelquefois dans les inoculations avec le vaccin ordinaire, rien qui ressemble à une généralisation de la vaccine.

Le point qui devait surtout nous occuper dans cette étude de la vaccine humaine, c'est sa comparaison avec la vaccine bovine, car nous avions à tirer de cette comparaison d'importants résultats au point de vue doctrinal comme au point de vue pratique.

Le vaccin Jennérien n'étant pas autre chose que le cow-pox entretenu chez l'homme par une suite de générations successives, la ressemblance qui existe entre les deux éruptions, ressemblance constatée de tout temps, devait être considérée comme un fait nécessaire, et elle l'a été. C'est à tort, croyons-nous, comme le prouvera l'étude de la vaccine de l'espèce chevaline. Mais, quoi qu'il en soit, cette ressemblance est un fait parfaitement exact. Elle se présente aussi complète que possible : même mode d'évolution des pustules, mêmes caractères objectifs, même structure fondamentale, etc. La seule différence qui mérite d'être signalée, à part le volume presque toujours plus considérable des boutons de cowpox, porte, nous l'avons déjà dit, sur l'abondance et l'activité de la sécrétion virulente, au moment de la maturité des pustules. Mais en dehors de cela, l'identité est, peut-on dire, absolument complète. C'est au point que telle pustule de cowpox transportée par la pensée sur le bras de l'homme y apparaîtrait comme de très-beau vaccin, et que telle pustule de vaccine humaine semblerait sur une vache un joli bouton de cowpox.

Remarquez en outre, Messieurs, que, de même que le cowpox se transmet indéfiniment de la vache à la vache sans s'altérer aucunement, le vaccin humain paraît se transmettre de l'enfant à l'enfant en conservant tous ses caractères extérieurs et toutes ses propriétés virulentes (nous laissons de côté la vertu prophylactique dont il sera question plus tard). Il n'est pas douteux, en effet, que l'ancien vaccin Jennérien ne s'inocule avec la même certitude absolue que les virus récents dits *régénérés*, quand on vaccine de bras à bras avec toutes les précautions voulues. Il n'est pas moins vrai qu'il produise toujours de fort jolies pustules nettement caractérisées.

Mais cette ressemblance entre le cowpox et la vaccine humaine, pour être absolument complète, devait se manifester encore sur un dernier point : il fallait que cette dernière, rapportée à la vache, y fît naître le cowpox aussi sûrement que celui-ci donne la vaccine à l'enfant.

Vous savez, Messieurs, quelles nombreuses tentatives ont été faites dans le but d'inoculer à la vache le vaccin humain. Vous n'ignorez pas que la plupart d'entre elles ont échoué. Mais vous connaissez le succès si complet obtenu par M. Bousquet, qui doit compter ses inoculations de vaccin humain à l'espèce bovine au nombre de ses meilleurs travaux.

Quinze inoculations tentées par M. Bousquet ont toutes

réussi. Voilà certes un beau résultat, et nous n'aurions à désirer rien de plus si M. Bousquet ne nous avait appris que, pour obtenir cette unanimité, il lui avait fallu inoculer le vaccin *nouveau*, provenant du cowpox de Passy, à des animaux tout à fait *jeunes*, et s'il n'exprimait cette opinion, en se basant nous ne savons sur quel fait, que ce cowpox fabriqué avec le vaccin humain, ne donnerait qu'une éruption de plus en plus faible, si l'on en faisait une série de transmissions successives dans l'espèce bovine.

En présence de ces réserves qui, pour le cas particulier dans lequel nous nous trouvons, enlèvent aux faits de M. Bousquet la plus grande partie de leur signification, votre Commission, Messieurs, s'est cru dans l'obligation d'expérimenter de nouveau. Nous devions, du reste, constater par nous-mêmes les résultats de l'inoculation du vaccin Jennérien aux animaux de l'espèce bovine, car ainsi que vous le verrez par la suite, ces résultats constituent, pour nous, la pierre angulaire de notre édifice expérimental.

Voici ces nouvelles expériences. Nous les exposerons d'abord purement et simplement, et nous en discuterons ensuite la signification.

Première série de faits. — Une génisse est inoculée au côté gauche de la vulve avec du vaccin humain directement issu de cowpox, du côté droit avec le vaccin animal d'origine napolitaine pris sur une autre génisse. On fait huit piqûres de chaque côté. Toutes se développent simultanément, en suivant la même marche, et en présentant les mêmes caractères, mais avec une différence de volume assez prononcée. Celles qui proviennent de l'inoculation du vaccin humain (côté gauche) sont sensiblement plus petites, à l'exception d'une seule, dont le volume est à peu près égal à celui des pustules du côté droit.

Les pustules du cowpox produites par l'insertion du vaccin humain servent ensuite à inoculer une génisse, un taurillon et plusieurs enfants.

Ces derniers prirent tous un très-beau vaccin.

Quant aux sujets de l'espèce bovine, ils eurent tous deux une éruption de cowpox bien nettement caractérisée. Chez la génisse, les boutons étaient presque aussi volumineux que ceux d'une belle éruption de cowpox ordinaire. Quant au taureau, ses pustules furent petites.

Un troisième animal (génisse) reçut enfin le virus de ces pustules du taureau, simultanément avec celui du cowpox ordinaire. Cette fois, les deux éruptions qui, du reste, furent médiocres, se montrèrent aussi absolument identiques que possible, au point que l'œil le plus exercé n'aurait pu les distinguer l'une de l'autre.

Deuxième et troisième séries de faits. — On inocule à deux génisses, au côté gauche de la vulve, du vaccin ordinaire (vaccin de la Charité), recueilli dans d'excellentes conditions sur de magnifiques pustules d'un enfant de 11 ans. Le côté droit est inoculé avec du vaccin produit par l'insertion du cowpox au bras d'un enfant. Toutes les piqûres donnent naissance à un bouton, et l'éruption se développe sur les deux animaux avec les mêmes caractères qu'une éruption de cowpox ordinaire. Chez l'un des sujets, les pustules engendrées par le vaccin de la Charité sont peut-être un peu plus petites que les autres. Sur le second, cette différence n'existe certainement pas. Chez tous deux, du reste, les pustules des deux éruptions sont très-belles, et se rapprochent sensiblement par leur volume des pustules ordinaires de cowpox.

L'une de ces génisses servit à inoculer une vache et un enfant, qui reçurent concurremment le cowpox ordinaire. Les deux inoculations réussirent sur les deux sujets, et donnèrent à peu de chose près les mêmes résultats.

Quatrième série de faits. — Une vache laitière, âgée de 6 ans, est inoculée simultanément au côté droit de la vulve avec : 1° du vaccin ordinaire de la Charité, qui venait d'être recueilli sur de belles pustules ; 2° du vaccin humain issu d'un cowpox qui provenait lui-même de vaccin Jennérien (c'est l'enfant de l'expérience précédente qui a fourni ce virus); 3° le cowpox ordinaire. Les trois éruptions se développèrent en même temps. Le résultat a été représenté dans la planche Ve. On y voit que, sauf des différences assez prononcées de volume, toutes les pustules se ressemblent. Il n'existe pas de différences sensibles entre les deux supérieures, qui résultent de l'inoculation du vaccin rapporté une première fois déjà à la vache et les deux moyennes provenant du vaccin de la Charité. L'une de ces dernières est cependant manifestement plus petite. Quant aux deux grosses pustules, les inférieures, ce sont celles qui proviennent de l'inoculation du cowpox.

Plusieurs inoculations faites avec les pustules nées de vaccin humain réussirent admirablement sur l'enfant.

Messieurs, vous connaissez nos faits. Il nous reste à en tirer les conséquences qui en découlent.

Et d'abord, voilà quatre séries d'expériences dans lesquelles nous voyons, sur quatre animaux de l'espèce bovine pris au hasard dans nos vacheries d'expérimentation, se développer le cowpox à la suite de l'inoculation du vaccin humain, soit du vaccin issu directement de cowpox, soit de l'ancien vaccin conservé à la Charité après un nombre prodigieux de générations successives chez l'enfant. Nous en pouvons conclure que, sur les animaux non rendus réfractaires par une première éruption vaccinale, le vaccin humain, quelle que soit son ancienneté, s'inocule avec la même certitude que le cowpox proprement dit. Donc, l'aptitude du vaccin à se communiquer aux animaux de l'espèce bovine n'est modifiée en rien par le passage de ce virus à travers l'organisme humain.

En second lieu, on remarquera que l'éruption développée chez le bœuf par l'inoculation du vaccin humain présente, dans son évolution et dans tous ses caractères anatomiques et physiologiques, la plus grande ressemblance avec les éruptions de cowpox proprement dit. Donc le vaccin, après s'être transmis indéfiniment dans l'espèce humaine, revient sans altération sensible sur la vache, sa patrie primitive.

Ainsi, entre le cowpox et le vaccin Jennérien, point de différence essentielle dans les phénomènes produits par leur transmission croisée. Même aptitude à se communiquer aux animaux de l'espèce bovine, mêmes effets déterminés sur ces animaux par l'inoculation ; voilà bien des caractères qui démontrent rigoureusement que la nature du vaccin primitif ne se modifie pas quand on le fait germer sur l'homme, au lieu de l'entretenir chez le bœuf.

Mais, objectera-t-on, les pustules vaccinales qu'engendre, chez les animaux de l'espèce bovine, l'insertion du vaccin humain sont moins grosses que celles du cowpox ordinaire. N'est-ce pas là un indice d'atténuation, sinon d'altération réelle ? Nous ne voulons pas nous élever contre une pareille manière de voir, quoique cette atténuation semble s'effacer et diminue certainement, contre l'opinion de M. Bousquet, quand on cultive pendant plusieurs générations dans l'espèce bovine, le vaccin humain rapporté aux animaux de cette espèce. Mais, si l'on voulait tirer de cette atténuation des conclusions en faveur de la prétendue dégénération du vaccin, nous n'y donnerions point notre assentiment. Que le vaccin reçoive de son passage sur l'homme une certaine atteinte, c'est possible, et nous exposerons plus loin des faits inédits qui tendraient à le faire admettre. Mais cette atteinte, le vaccin la reçoit immédiatement quand il prend pour la première fois possession de l'organisme humain. Aussi, entre le vaccin humain récent, même directement issu de cowpox, et l'ancien vaccin Jennérien, n'avons-nous vu aucune différence dans l'aptitude à revenir sur l'espèce bovine. Ceci ne veut pas dire, remarquez-le bien, qu'une longue suite de générations ne puisse en altérer l'activité. L'histoire générale des maladies virulentes nous fait croire à cette altération du vaccin. Seulement, nous pensons qu'elle se manifeste aussi bien quand le vaccin est transmis dans l'espèce bovine que lorsqu'il est entretenu dans l'espèce humaine.

Mais hâtons-nous de dire que nous n'avons point à

nous occuper ici de cette question. Le vaccin humain prend *toujours* quand on l'inocule à la vache et donne *toujours* lieu à une éruption de cowpox ; ne nous attachons qu'à ce fait important considéré en lui-même. On verra dans notre chapitre deuxième de quelle importance il est pour l'interprétation des faits auxquels nous demanderons la solution de la question relative à l'identité de la variole et de la vaccine. N'oublions pas que l'étude du point que nous venons de traiter ici a été faite exclusivement en vue de cette interprétation.

Nous ne voulons cependant point abandonner complètement ce sujet sans indiquer une application importante du fait qui y est relatif, application sur laquelle nous n'aurions pas l'occasion de revenir plus tard. Il s'agit de la pratique de la vaccination animale. Grâce à cette aptitude du vaccin humain à se transmettre au bœuf, tout médecin pourra se mettre, dans ses vaccinations, à l'abri des chances d'infection syphilitique, sans avoir recours au cowpox spontané ou inoculé, qui ne saurait être à la disposition de tout le monde. Il lui suffira d'inoculer une génisse, dans des conditions convenables, avec du vaccin ordinaire recueilli de *bonne heure* sur de belles pustules, et nous pouvons lui affirmer qu'en reportant sur l'enfant le cowpox ainsi obtenu, il fera naître une excellente vaccine (1).

(1) Voici une nouvelle série d'expériences relatives à la transmission de la vaccine humaine au bœuf, expériences qui n'ont été complètement terminées qu'après la lecture de notre rapport, et qui n'ont pu ainsi s'y trouver à leur place naturelle. Nous croyons devoir les ajouter en note, à titre de documents, quoiqu'elles n'ajoutent ni ne retranchent rien à nos conclusions. Cependant, elles ne seront peut-être pas inutiles pour justifier le précepte que nous venons de recommander, de vacciner avec du virus recueilli sur de *jeunes* pustules.

Le 17 avril, nous vaccinons à la Saulsaie huit génisses de 2 à 3 ans, placées les unes à côté des autres dans la même écurie.

Art. IV. — De la vaccine chez les animaux solipèdes (horsepox). Comparaison et relations avec le cowpox et la vaccine humaine.

Messieurs, votre Commission s'est trouvée, au premier abord, dans une très-grande perplexité quand elle a dû

Le virus employé est l'ancien vaccin de la Charité, recueilli plusieurs jours auparavant dans des conditions sur lesquelles nous n'avons aucune espèce de renseignements. C'est donc du vaccin non choisi, pris au hasard. On l'insère par trois piqûres au côté droit de la vulve.

Ces huit animaux sont revus le 21 et une seconde fois le 23, c'est-à-dire six jours après les inoculations, pour en constater définitivement le résultat. Sur six de ces bêtes, les trois piqûres ont donné naissance chacune à un fort joli bouton vaccinal. La septième n'a qu'une seule pustule bien caractérisée, mais cette pustule est superbe. Quant à la huitième génisse (*Valentine*), elle ne présente aucune trace d'éruption vaccinale.

On enlève séance tenante deux pustules à l'un des animaux sur lesquels le résultat a été complet, et l'on se sert de ces pustules pour revacciner l'animal réfractaire, plus deux autres génisses de six à huit mois (*Mélite* et *Velléda*), ainsi qu'un jeune enfant.

Celui-ci prend un fort beau vaccin ; les deux génisses également. Mais *Valentine*, la bête réfractaire une première fois, sur six piqûres qu'on lui fit avec les plus grandes précautions, n'eut seulement que deux pustules, petites, quoique saillantes, et remarquables par la largeur inusitée de l'aréole.

Le jour où ces résultats sont constatés, c'est-à-dire le 28 avril, on vaccine une vache de 5 ans (*Pepita*) avec les pustules de *Valentine*, et une autre vache du même âge (*Romance*) avec les pustules de *Mélite*. Ces dernières étaient aussi belles que des boutons de cowpox ordinaire.

Le 3 mai, *Pepita* et *Romance* montrent l'une et l'autre une belle éruption de six pustules, autant que de piqûres faites. Ces pustules sont ouvertes avec précaution et l'on en retire une petite quantité de sérosité avec laquelle on inocule deux autres s'occuper de l'inoculation du cowpox aux animaux de l'espèce chevaline. Nous ne pouvions plus, en effet, choisir nos sujets d'expériences en nous plaçant dans les conditions exceptionnellement favorables qui avaient rendu si précises nos expériences sur les animaux de l'espèce bovine. Il nous fallait de jeunes chevaux étant toujours restés

vaches laitières, voisines immédiates de *Pepita* et de *Romance*.

Le 9 mai, enfin, on s'assure que, sur ces deux dernières bêtes inoculées, la vaccination a complètement réussi. Aucune piqûre n'a manqué son effet ; et tous les boutons se distinguent par leurs belles dimensions.

Ainsi, loin de s'éteindre dans cette suite de générations sur l'espèce bovine. le vaccin humain Jennérien y a plutôt repris une nouvelle activité. On conviendra, en tout cas, que son activité n'a été nullement atténuée.

Dans cette nouvelle série d'expériences, il est à remarquer qu'au moment de la première génération, la vaccination a complètement échoué sur l'un des sujets. Cela veut-il dire que l'organisme de cet animal était doué d'une faible réceptivité? C'est possible, et cette explication est même rendue probable par les résultats de la seconde inoculation. Cependant, quand nous pensons aux succès toujours complets obtenus dans nos autres inoculations de vaccin humain à la vache et dans nos si nombreuses transmissions de cowpox proprement dit, nous ne pouvons nous empêcher de croire que la qualité du virus employé a été pour quelque chose dans cet insuccès. Ce virus, *non choisi* (première condition fâcheuse) a été recueilli par un temps chaud très-favorable à la rapidité de l'évolution des pustules vaccinales, tandis que celui de nos premières séries l'a été au contraire par une température froide. Or, si l'on veut bien tenir compte des habitudes du service des vaccinations à la Charité, où le vaccin est, dans toutes les saisons, recueilli de semaine en semaine, le jour même des inoculations, on sera forcé d'admettre que notre premier virus était relativement plus jeune que celui de nos dernières expériences ; et les observations faites sur l'activité du cowpox proprement dit attachent à ce fait une réelle importance.

sous les yeux de leurs propriétaires, pour que ceux-ci pussent nous dire si leurs poulains avait eu ou non l'éruption vaccinogène. Or, il n'existe point de haras à Lyon ou dans les environs. Nous n'avons donc pu rencontrer personne pour mettre à notre disposition les sujets aptes à la série de recherches que nous avions à entreprendre.

Nous dûmes nous rabattre sur les vieux chevaux de l'Ecole vétérinaire destinés à être abattus pour les travaux anatomiques et physiologiques. Mais quel fonds pouvions-nous faire sur de pareils sujets d'expériences? Quels services devions-nous en attendre? Quelle confiance avoir dans les résultats négatifs que nous étions exposés à constater sur eux? Une considération nous rassura et nous engagea à faire quelques essais.

L'affection vaccinogène du cheval, qui ne paraît pas rare à Paris, l'est, au contraire, beaucoup à Lyon. Les renseignements qui nous ont été fournis par les statistiques du service des hôpitaux à l'Ecole vétérinaire, ceux que nous ont donnés de vive voix le professeur de clinique, M. Rey, et le chef du service, M. Saint-Cyr, ne nous laissent aucun doute sur ce point. Depuis trois ans que MM. Lafosse et H. Bouley ont appelé l'attention sur l'éruption vacciniforme du cheval, il ne s'est présenté à l'École vétérinaire de Lyon qu'un fait qui pût être considéré comme un exemple de cette affection, et encore un exemple douteux en ce sens qu'on l'a observé à une période où il était trop tard pour tenter une inoculation confirmative. Quant à ce qui a eu lieu dans le passé, alors que l'affection vaccinogène n'était pas connue comme maladie distincte, les deux savants cliniciens nous ont affirmé n'avoir constaté qu'à de rares intervalles l'éruption dite *herpès phlycténoïde*, considérée maintenant comme étant le plus souvent, sinon toujours, le *horsepox* ou vaccine des animaux solipèdes.

Vous comprenez, Messieurs, que cette rareté de la maladie vaccinogène du cheval, dans notre pays, nous créait l'obligation d'essayer au moins quelques inoculations. C'est ce que nous fîmes avec une défiance très-prononcée contre nos expériences, et une véritable indifférence pour les résultats que nous pourrions obtenir. Mais ces résultats furent tels que nous multipliâmes nos inoculations en nous y intéressant peut-être plus qu'à toutes les autres. C'est qu'en effet, Messieurs, toutes ces inoculations réussirent pleinement sur nos sujets, et elles réussirent sur l'âne comme sur les animaux de l'espèce chevaline. Aussi pouvons-nous vous présenter ces nouvelles expériences, non pas tout à fait avec la même confiance que la série des inoculations pratiquées sur l'espèce bovine, mais comme offrant néanmoins le même intérêt, et comme ayant, sur les points essentiels, une signification équivalente.

Ces expériences ont consisté dans plusieurs séries d'inoculations croisées du bœuf au cheval,du cheval au bœuf et à l'homme, de l'homme au cheval, etc. Elles ont été instituées dans un but comparatif, par conséquent dans les conditions comparatives nécessaires à la découverte des relations que nous avions à chercher. Nous allons vous les faire connaître en consacrant à chaque série un paragraphe spécial.

§ 1. — *De l'inoculation du cowpox aux animaux solipèdes. Comparaison du horsepox et du cowpox inoculés.*

Messieurs, cinq chevaux et deux ânes ont été vaccinés à diverses époques, du 12 décembre dernier au 15 mars, avec le cowpox napolitain entretenu à l'Ecole vétérinaire. Le plus jeune de ces animaux était un cheval demi-sang, anglo-normand, âgé de 7 ans. Les autres avaient de 16 à 20 ans environ. L'un d'eux, le premier, fut inoculé au fourreau et au bout du nez, parce qu'il avait ces régions entièrement dépourvues de pigment. Sur les autres, l'inoculation a été pratiquée à la croupe, après qu'on eut rasé les poils dans une étendue large comme la main environ.

Toutes ces inoculations, faites, du reste, de la même manière que les vaccinations sur les sujets de l'espèce bovine, réussirent parfaitement bien. Leurs résultats, observés jour par jour avec le plus grand soin, vont nous permettre de vous faire connaître, en les résumant, les caractères et la marche de l'éruption de *horsepox* qui succède à l'insertion du vaccin de bœuf.

Pendant les 5 ou 6 premiers jours qui suivent l'inoculation, on ne voit apparaître aucun travail spécifique. Du 5e au 8e jour, les points piqués deviennent nettement papuleux. Jusqu'au 10e jour environ, les papules s'agrandissent et deviennent de plus en plus saillantes, en prenant la forme d'un cône extrêmement évasé, ayant de 10 à 20 millimètres à sa base. Pendant cette période, ces larges papules coniques sont rénitentes, douloureuses à la pression, et ne présentent à leur surface aucun soulèvement, ni aucune autre modification de l'épiderme, qui offre seulement un reflet légèrement rougeâtre chez les animaux à peau peu pigmentée. Puis survient une nouvelle phase qu'on pourrait appeler *période de sécrétion*. Cette période commence du 9e au 12e jour. L'épiderme, légèrement soulevé sur presque toute l'étendue de la papule, laisse suinter de nombreuses gouttelettes d'une sérosité limpide, très-légèrement citrine. Ces gouttelettes ne tardent point à se concréter en croûtes jaunâtres, transparentes (voir la planche VIe), formant, sur toute la surface de la pustule, une espèce de cristallisation caractéristique, bien différente de la croûte qui succède aux pustules vaccinales chez l'homme et dans l'espèce bovine. La sécrétion, qui dure plusieurs jours, est terminée du 13e au 17e jour de l'inoculation. Si alors on enlève la croûte, on met à nu une surface humide, granuleuse, rosée, ne faisant aucune saillie au-dessus de la peau environnante. Cette surface est creusée d'une cavité centrale assez profonde, sorte d'ombilic dans lequel s'enfonce, à la manière d'un clou, une saillie de la face profonde de la croûte.

Voilà la marche et les caractères de l'éruption vaccinale, chez le cheval, tels qu'on les observe presque généralement.

Ajoutons que les sujets ne donnent pas plus que les animaux de l'espèce bovine le moindre signe de réaction fébrile. Ajoutons encore qu'ils ne prennent pas davantage d'éruptions généralisées. Cependant, nous avons observé sur nos deux ânes, en différents points du tronc, sur l'arrière-train, une chute des poils et de l'épiderme, avec sécrétion séreuse comme à la suite d'une forte vésication. Comme ces animaux présentaient déjà, au moment où ils furent inoculés, des traces de dépilation, nous ne saurions dire s'il existait quelque rapport entre la vaccine et l'accident que nous venons de signaler.

Que si maintenant vous comparez, Messieurs, cette éruption vaccinale des Solipèdes avec celle qui constitue le cowpox chez le bœuf, vous arriverez à constater des différences très-accusées. Non seulement ces différences se manifestent dans l'évolution, qui est plus lente chez le cheval, mais elles portent encore sur les caractères des pustules. Deux particularités méritent surtout d'être signalées à ce dernier point de vue.

Chez le bœuf, comme chez l'homme, le bouton vaccinal se décompose nettement en trois régions : l'ombilic central, le bourrelet circulaire qui circonscrit celui-ci, et l'aréole qu'on voit s'étendre plus ou moins loin à la périphérie de la pustule. Plus rien de semblable sur les animaux solipèdes. Leur bouton vaccinal est homogène, et quand on l'examine avant la période de sécrétion, loin d'être déprimé dans sa partie centrale, il forme une saillie conique, au sommet de laquelle se montrent les traces de la piqûre d'inoculation. Il existe bien sous la croûte, pendant et après la période de sécrétion, une cavité plus ou moins marquée; cette cavité représente certainement l'ombilic des pustules de cowpox ; mais sa dissimulation n'en constitue pas moins, à l'égard de ces dernières, un caractère différentiel d'une incontestable valeur.

Il peut arriver cependant que cette différence s'efface presque entièrement dans certains cas. C'est ce que nous avons vu sur un âne de 16 à 20 ans. Les boutons qui se développèrent sur cet animal présentèrent, au moins à leur début, un ombilic central très-nettement dessiné. A part cela, l'éruption se comporta comme à l'habitude. Aussi avons-nous cru devoir la faire représenter (planche VIe) comme type du horsepox engendré par l'inoculation de la vaccine bovine. Une autre considération nous a encore déterminés à faire ce choix, c'est que les quatre boutons qui composent cette éruption ne se sont point développés simultanément. On a ainsi sous les yeux tout à la fois les principales phases de l'éruption de la vaccine des Solipèdes.

Le second caractère différentiel que nous avons à signaler est beaucoup plus constant ; nous pouvons même affirmer qu'il existe toujours. Ceci, joint à l'accentuation des traits particuliers qu'il imprime au horsepox, donne à ce caractère une importance considérable. Il s'agit de la manière dont se fait la sécrétion dans la pustule, arrivée à sa maturité, de l'abondance et de l'activité de cette sécrétion.

Chez le bœuf et chez l'homme, il n'y a que la pustule proprement dite qui participe à la sécrétion ; la croûte qui résulte de la concrétion du liquide élaboré, loin de couvrir toute la surface du bouton, n'en occupe que la partie essentielle, et se montre encadrée, avant l'affaissement de la pustule, par l'espèce de bourrelet circulaire que constitue alors la circonférence interne de l'aréole. Chez le cheval, la sécrétion et le soulèvement épidermique concomitant s'exécutent sur toute la surface du bouton, jusqu'à ses limites extrêmes, c'est-à-dire jusqu'au point où celui-ci se confond avec la peau saine ; et les croûtes couvrent ainsi toute l'étendue du bouton au lieu de n'en cacher que le centre. — Chez le bœuf, la sécrétion est rarement abondante, et, dans tous les cas, elle ne forme jamais qu'une croûte mince, de couleur brunâtre. Chez le cheval, on peut recueillir des quantités prodigieuses de liquide virulent, et les croûtes qui résultent de la concrétion de cette sérosité se distinguent non-seulement par leur largeur, mais encore par leur épaisseur, l'aspect chagriné de leur surface, leur couleur citrine, leur transparence.

Voilà donc entre le cowpox et le horsepox des différences fort nettes, qui tiennent exclusivement à la différence des organismes sur lesquels se développent les deux éruptions. Ces différences prouvent que le même virus peut fort bien ne pas donner lieu à des phénomènes absolument identiques, quand on le fait germer sur deux espèces animales distinctes. Elles démontrent par surcroît, comme nous l'avons annoncé plus haut, que la ressemblance de la vaccine chez le bœuf et dans l'espèce humaine ne constitue pas un fait nécessaire.

§ 2. — *Le horsepox produit par l'inoculation du cowpox est rapporté à l'espèce bovine.*

1re *expérience.* — Sur un des chevaux de la précédente série d'expériences, on recueille plusieurs croûtes de horsepox, que l'on pulvérise et que l'on délaie dans une petite quantité d'eau. Le liquide ainsi obtenu est ensuite inoculé à une génisse Schwitz âgée de dix mois. Trois piqûres sont faites sur le côté droit de la vulve. Toutes trois donnent des résultats positifs. Mais les pustules produites sont tellement petites qu'on doute de leur nature vaccinale, et qu'on fait successivement, sur cet animal, deux inoculations avec du cowpox d'excellente qualité, comme expériences de contre-épreuves. Mais ces deux inoculations échouent complètement, ce qui démontre surabondamment l'efficacité de la première. Du reste, une des pustules de la première inoculation a servi à vacciner un cheval, il en est résulté une éruption de horsepox assez médiocre, mais parfaitement authentique.

2e *expérience.* — Sur le cheval anglo-normand signalé plus haut, au moment où ses boutons, magnifiques du reste, se trouvent en pleine sécrétion, on recueille du liquide, en râclant la surface de l'un d'eux, après avoir enlevé la croûte qui commence à se former. Ce liquide sert à inoculer une seconde génisse Schwitz, de dix mois également. L'inoculation réussit pleinement. Mais cette fois encore, les pustules sont beaucoup plus petites que celles qui résultent de l'inoculation du cowpox proprement dit. Cependant on a bien affaire à une éruption de cowpox tout à fait légitime, car, inoculé à plusieurs enfants, le liquide des boutons de ce cowpox engendre de fort beau vaccin. Du reste, l'inoculation à une troisième génisse, de même race et de même âge, donna lieu à une très-belle éruption, qui reprit cette fois tous les caractères de la vaccine bovine ordinaire.

D'après ces expériences, le cowpox transporté au cheval ne perd pas ses propriétés virulentes, et peut ensuite revenir sur la vache. Mais il y revient en donnant lieu à une éruption moins belle que celle de cowpox proprement dit. N'y a-t-il là qu'une simple coïncidence, et non pas relation directe de cause à effet? C'est ce que nous aurons à examiner plus loin.

§ 3. — *Le horsepox engendré par l'inoculation du cowpox est inoculé à l'espèce humaine. Transmissions croisées chez l'homme, le cheval et le bœuf, exécutées comparativement.*

Que devient le horsepox quand on le transporte sur l'espèce humaine? — Nous parlons, bien entendu, de notre horsepox engendré sur le cheval par l'inoculation de la vaccine bovine. — Qu'arrive-t-il quand on le fait émigrer de nouveau de l'homme sur le cheval, et sur le bœuf, puis de ces deux animaux sur l'homme? Qu'observe-t-on quand c'est le vaccin directement issu de cowpox ou le vaccin Jennérien qu'on emploie pour ces transmissions croisées? De toutes ces questions, Messieurs, il n'en est pas une qui ne doive recevoir une solution, si l'on veut connaître complètement les relations qui existent entre le cowpox et le horsepox. Etudions-les donc aussi bien qu'il nous sera possible avec les éléments que nous avons rassemblés.

1° *Le horsepox est inoculé à l'espèce humaine.*

Deux expériences seulement ont été consacrées à l'exament de ce point.

1er *expérience.* — Des croûtes de horsepox fournies par le cheval anglo-normand, dont il a déjà été question plusieurs fois, servent à vacciner à la Charité un enfant de 22 mois. L'inoculation est pratiquée le 27 janvier, par trois piqûres à chaque bras.

Le 28, légère rougeur au niveau des piqûres, rougeur qui disparaît le 30.

Le 1er février, l'inoculation n'ayant donné lieu à aucun travail quelconque, on juge qu'elle est négative, et l'on pratique une seconde inoculation avec du vaccin ordinaire.

Le 3 février, cette dernière inoculation n'a encore donné lieu à aucun phénomène local. Mais, chose inattendue, une pustule commençante se fait remarquer sur un des points inoculés avec le horsepox.

Le 5 février, cette pustule, très-nettement ombiliquée, a pris tous les caractères d'un bouton de vaccin ordinaire, et l'on remarque que les inoculations faites avec le vaccin ordinaire commencent à produire leur effet.

Le 7, la pustule d'origine équine commence à se flétrir. Les boutons de vaccin ordinaire continuent à se développer.

On ouvre la première pour recueillir du virus. Mais le suintement est si peu abondant qu'on ne peut remplir qu'un tube.

Le 9 février, les six pustules vaccinales sont arrivées à leur complet développement. On y puise dix tubes de liquide.

Cet enfant n'a jamais eu ni accélération du pouls, ni perte d'appétit, ni éruption générale.

2e *expérience.* — Le même jour, et avec la même matière vaccinogène, un second enfant, âgé de 13 mois, est inoculé à la Charité.

Jusqu'au 30 janvier, l'enfant est observé quotidiennement. Comme il ne présente aucun phénomène local qui puisse faire croire au succès de la vaccination, on cesse de l'observer jusqu'au 3 février. Ce jour-là, le bras gauche est mis à nu. On constate que les trois inoculations qu'il a subies sont négatives, et alors on y fait trois nouvelles piqûres avec une lancette chargée de cowpox. Mais lorsqu'on découvre le bras droit pour y pratiquer la même opération, on constate, avec surprise, l'existence d'une pustule vaccinale bien caractérisée, provenant d'une des inoculations de horsepox.

Le 5 février, cette pustule paraît assez développée pour que l'on puisse recueillir du liquide. Elle en fournit dix tubes.

L'insertion de cowpox faite sur le bras gauche n'a produit aucun résultat.

Le 11 février, une troisième inoculation est pratiquée avec du vaccin ordinaire d'excellente qualité. Elle échoue également tout à fait.

Comme sur le premier enfant, il n'y a eu, pendant et après l'évolution de la pustule vaccinale, ni fièvre, ni perte d'appétit, ni éruption générale.

Messieurs, nous n'avons pas à insister sur les particularités tout à fait accidentelles qu'ont présentées ces deux expériences. Ce que nous devons nous borner à vous faire remarquer, c'est qu'elles montrent très-nettement que le horsepox né de cowpox se transmet à l'espèce humaine comme au bœuf lui-même, et qu'il produit un véritable vaccin, ainsi que le prouve l'insuccès des deux inoculations pratiquées sur le dernier enfant, après l'apparition de la pustule *équine*.

Cherchons maintenant ce que devient ce vaccin quand on le rapporte sur les animaux solipèdes et au bœuf.

2° *Le vaccin humain produit par le horsepox est inoculé comparativement au cheval et au bœuf, et rapporté ensuite à l'espèce humaine.*

Messieurs, il vous a été surabondamment démontré, par les détails de l'article troisième, que le vaccin humain directement issu de cowpox s'inocule à coup sûr au bœuf et reproduit un cowpox capable de se transmettre de nouveau à l'espèce humaine, où il peut faire souche pour une suite indéfinie de générations successives. En serait-il de même de la vaccine humaine qui a été engendrée par une inoculation de horsepox? Ce vaccin se transmettrait-il, non seulement au cheval, sa patrie immédiate, mais encore au bœuf sa première patrie? Reviendrait-il ensuite sur l'espèce humaine aussi vivace que le vaccin ordinaire?

Deux séries d'expériences comparatives ont été instituées pour résoudre ces questions. Dans l'une, le même vaccin issu de horsepox a été inoculé simultanément au cheval et au bœuf. Dans l'autre, les produits ont été inoculés comparativement chez l'enfant.

Expériences de la 1re *série.* — Le 11 février, le virus recueilli sur le deuxième enfant vacciné avec le horsepox (2e expérience du paragraphe précédent) sert à inoculer un cheval, une ânesse, une génisse.

Le *cheval* a 18 ans environ. Il reçoit sur la croupe une quinzaine de piqûres.

Le 22 février, on constate que la plupart des inoculations ont échoué. Deux boutons seulement se sont développés, et encore sont-ils restés petits. Mais leur sécrétion est assez abondante, et ils sont en train de se couvrir d'une croûte volumineuse.

Sur l'*ânesse* qui est également très-vieille, on inocule en même temps que le vaccin humain du cowpox d'excellente qualité. Les piqûres sont pratiquées sur le côté gauche de la croupe. On en fait dix avec chaque virus.

Le 15 février, les deux régions inoculées sont couvertes

de boutons. Toutes les piqûres ont réussi sans exception.

Le 17, les boutons sont devenus plus saillants, surtout ceux qui proviennent de l'inoculation du cowpox.

Le 19, la sécrétion commence dans quelques pustules des deux régions.

Le 22, cette sécrétion est tarie, ou à peu près, sur la plupart des pustules engendrées par le vaccin de l'enfant. Ces pustules, en voie d'affaissement, sont loin, bien loin de s'être montrées aussi belles que les autres. Celles-ci sécrètent toujours et se couvrent d'une croûte épaisse qui s'étend sur tout le bouton, tandis que les croûtes rudimentaires des boutons issus de vaccin n'occupent guère que le centre de la saillie.

Quant à la *vache*, belle génisse hollandaise, âgée de 18 mois, elle reçoit à gauche de la vulve le vaccin à expérimenter, à droite le même cowpox que l'âne.

Le 14 février, les pustules commencent à apparaître nettement, aussi bien d'un côté que de l'autre.

Le 15, elles ont augmenté de volume.

Le 18, on les voit dans tout leur développement. Celles du côté gauche (vaccin humain), sont plus petites que les autres, mais fort bien caractérisées et tout à fait jolies.

Messieurs, il vous sera facile de juger que, dans ces trois expériences parallèles, l'avantage n'a pas été du côté des animaux solipèdes. Vous venez de voir, en effet, que le vaccin humain, issu de horsepox, germe sur l'espèce bovine aussi bien que le cowpox lui-même, tandis que rapporté au cheval, d'où il procède immédiatement, ce vaccin ne produit plus que des effets incomplets. Mais avant de nous prononcer sur la signification de ces faits, voyons ce que devient cette vaccine du cheval et du bœuf quand on la rapporte une deuxième fois sur l'enfant.

Expériences de la 2e série. — Sur l'ânesse dont il vient d'être question, on avait pu recueillir, dès le 19 février, de notables quantités de sérosité sur les pustules provenant de l'inoculation du vaccin né de horsepox. Ce premier liquide le plus actif, est inoculé le 23 février à un enfant très-bien portant.

Le 26, il existe une papule très saillante sur l'un des points piqués. Les autres piqûres paraissent avoir complètement avorté.

Le 28, la papule observée l'avant-veille s'est changée en un petit bouton vaccinal, bien caractérisé.

Le 1er mars, ce bouton s'est agrandi, mais en même temps, il est devenu irrégulier.

Le 3, on le trouve tout à fait flétri.

Comme il paraît douteux que ce soit là une véritable vaccine, l'enfant est réinoculé une semaine après la disparition de ce bouton, avec du bon vaccin ordinaire. Or, cette deuxième inoculation réussit parfaitement bien. Les trois piqûres faites à chaque bras donnèrent naissance chacune à une fort belle pustule vaccinale.

En même temps que cette expérience était tentée avec la sérosité de l'ânesse, on pratiquait une série d'inoculations au moyen du cowpox engendré sur la génisse hollandaise par le vaccin né de horsepox. Cinq des pustules de ce cowpox sont enlevées le 17 février. Nous en gardons deux ; les trois autres sont distribuées, soit dans la ville, soit au dehors, à trois praticiens entre les mains desquels elles font souche d'excellent vaccin.

Quant à celles qui nous restèrent, elles furent employées par nous à vacciner un enfant, une génisse de race Ayr et une vache Zébu.

L'enfant eut une magnifique éruption vaccinale, comme on en voit rarement, même quand on emploie, pour inoculer, le cowpox proprement dit.

La génisse, qui avait reçu quatre piqûres, dont deux faites avec le cowpox vrai, pris sur la même génisse hollandaise, eut quatre pustules médiocres, mais toutes semblables, en sorte qu'il était impossible de distinguer des autres celles qui avaient cette dernière origine.

Quant à la vache zébu, inoculée de la même manière que la génisse, avec les deux virus également, elle ne prend que trois boutons, dont deux naissent de l'insertion du cowpox engendré par le vaccin humain. Ces trois boutons sont, du reste, parfaitement égaux, d'une grandeur peu commune, et constituent une éruption vaccinale que nous rangeons au nombre des mieux caractérisées.

Et maintenant, Messieurs, quel enseignement devons-nous tirer de cette double série d'expériences? Récapitulons d'abord avant de nous prononcer.

En tête de la série se trouve placée une très-belle éruption de horsepox, suite d'une inoculation de vaccine bovine.

Ce horsepox, inoculé à deux enfants, ne produit sur chacun qu'une pustule de vaccin, pustule régulière, tout à fait semblable à celle d'un vaccin très-ordinaire, mais parfaitement légitime, du reste, au moins pour l'un d'eux, puisque toutes les inoculations vaccinales tentées ensuite sur ce dernier restent sans résultats.

En troisième lieu, et ici la série se bifurque, le vaccin de celui-ci est rapporté d'une part à un cheval et à une ânesse, d'autre part à une génisse. Cette dernière bête prend un cowpox fort nettement caractérisé ; sur les deux premiers, survient une éruption de horsepox considérablement affaiblie.

Quatrièmement enfin, ce horsepox atténué, rapporté une seconde fois à l'espèce humaine, échoue complètement, ou plutôt n'engendre qu'une fausse vaccine; tandis que le cowpox de la génisse devient la source d'une série d'éruptions vaccinales, chez l'homme et le bœuf, éruptions qu'il est impossible de distinguer de celles qui résultent de l'inoculation du cowpox ordinaire.

Rapprochez ces résultats, Messieurs, de ceux qui ont été obtenus avec les inoculations croisées de vaccin de l'homme à la vache et de la vache à l'homme, rapprochez-les des résultats, toujours positifs et toujours complets, qui s'observent quand le cowpox est pour la première fois greffé sur l'organisme équin, et vous en arriverez à conclure avec nous que, dans les expériences qui viennent d'être résumées, l'interposition *répétée* du cheval entre la vache et l'homme a exercé sur l'activité génératrice du vaccin une influence très-rapidement affaiblissante, influence que le retour du virus à la vache a suffi pour neutraliser. D'où la preuve que l'organisme des Solipèdes est moins apte que celui des sujets de l'espèce bovine, voire même que celui de l'homme, à la culture du vaccin. D'où la justification de la pétition de principes, en vertu de laquelle nous n'avons pas craint, au début de notre exposition, de présenter le bœuf comme la patrie par excellence du vaccin, et le cowpox comme la vraie vaccine primitive.

Il nous semble, Messieurs, que cette manière de voir reçoit une nouvelle consécration des deux expériences au moyen desquelles nous avons étudié les effets produits par la réinoculation, chez le bœuf, du horsepox engendré par le virus du cowpox primitif. Vous avez vu que l'éruption vaccinale, suite de cette inoculation, a été, dans les deux cas, beaucoup plus faible que les éruptions de vrai cowpox. Ne pensez-vous pas qu'il faille voir, dans ce fait, plus qu'une simple coïncidence ? Ne croyez-vous pas qu'il concourt à prouver aussi que le cowpox, en passant sur le cheval, n'y puise pas, loin de là, une force nouvelle ?

Messieurs, entre ces conclusions et les doctrines généralement admises depuis Jenner sur l'origine de la vaccine, il existe une si flagrante opposition, et les conséquences de cette contradiction sont d'une telle importance, que nous avons dû nous tenir, vis-à-vis de nos faits, dans une extrême défiance, et chercher avec le plus grand soin s'ils n'étaient passibles d'aucune objection.

Il y en a une qui viendra à l'esprit de beaucoup de personnes. On dira que l'effet constaté dans nos expériences tient peut-être à une cause accidentelle, à une négligence quelconque, par exemple, dans la pratique des inoculations, et que cela est rendu plus probable par le petit nombre des faits sur lesquels s'appuient nos conclusions. Oui, toutes nos expériences reposent, en définitive, sur un fait initial unique. Mais il y a entre elles un enchaînement si intime, une dégradation si régulière dans leurs résultats, cette dégradation s'arrête si nettement quand on fait cesser l'action de sa cause présumée, qu'il faut absolument admettre que cette cause a l'efficacité que nous lui attribuons.

Mais il reste une seconde objection bien autrement sérieuse. Qui nous prouve que les deux animaux solipèdes auxquels nous imputons l'affaiblissement de l'activité du vaccin, dans nos expériences, n'aient pas eu antérieurement la maladie vaccinogène, le horsepox spontané? Qui nous démontre que cet affaiblissement ne doive pas être expliqué par l'effet préservatif d'une première éruption? Nous n'avons qu'une seule réponse à faire, mais nous la croyons péremptoire. C'est le sujet n° 2, l'ânesse, qui nous la fournit. Sur cette bête en effet, le cowpox, inoculé en même temps que le vaccin humain, a engendré une éruption de horsepox type : preuve que l'affaiblissement de l'éruption, développée sous l'influence de l'inoculation du vaccin humain, n'est pas dû à ce que la bête aurait subi une infection vaccinale antérieure.

Cette preuve, Messieurs, vous paraîtra, comme à nous, irréfutable. Et cependant, comme nous, vous hésiterez à en accepter toutes les conséquences. Quoi, le cheval, cet animal vaccinogène par excellence, si apte à l'évolution spontanée du vaccin, n'aurait qu'une aptitude inférieure à celle du bœuf, de l'homme lui-même, pour la transmission de ce virus par inoculation! Quoi, le vaccin se propagerait chez le bœuf et chez l'homme, en passant de l'un à l'autre, sans que sa propriété virulente subît la moindre altération, et l'interposition du cheval entre ces deux espèces déterminerait un affaiblissement de cette propriété virulente! C'est là un fait si anormal, si en dehors des lois connues qu'un supplément de preuves en sa faveur ne serait pas inutile.

Avons-nous quelques chances de trouver ces preuves dans les faits qu'il nous reste à exposer? Voyons d'abord ces faits. Nous les discuterons ensuite, et nous nous prononcerons enfin sur leur signification.

3° Le vaccin humain produit par le cowpox est inoculé comparativement au cheval et au bœuf et rapporté ensuite à l'espèce humaine.

Messieurs, les nouvelles expériences dont il va être question ne sont que la répétition de celles qui précèdent. Seulement elles ont été exécutées à l'aide du vaccin développé par l'inoculation du cowpox. Nous avons agi simultanément et comparativement, avec le vaccin engendré directement sur l'enfant par l'insertion de la vaccine primitive et avec l'ancien vaccin Jennérien de la Charité.

Voici ces expériences.

Le 26 février, ayant à notre disposition d'excellent vaccin ordinaire et du vaccin recueilli sur un enfant inoculé au moyen du cowpox, nous insérons ces deux virus sur un cheval et deux génisses.

A. Le *cheval* est un vieux animal à poils blancs et à peau extrêmement noire. On lui rase la croupe sur trois points. L'une des régions reçoit dix-huit piqûres inoculées avec le vaccin ordinaire; l'autre, quinze destinées toutes à l'insertion du vaccin nouveau; sur la troisième, on pratique quatre inoculations avec une pustule de cowpox.

Disons de suite que ces dernières échouent, malheureusement, à cause de la mauvaise qualité du virus de la pustule, qui se trouvait quasi putréfiée au moment où on l'employa.

Le 28, les points inoculés avec le vaccin commencent à devenir légèrement papuleux.

Le 7 mars, les papules sont devenues très-volumineuses. L'épiderme, soulevé dans la partie centrale de chacune d'elles, laisse suinter une petite quantité de sérosité, qui se concrète en croûtes jaunâtres et transparentes. Ce travail est plus apparent sur la région inoculée avec le vaccin nouveau, région dont les pustules sont, du reste, sensiblement plus volumineuses que les autres.

Le 11 mars, la marche de la double éruption est en décroissance. La sécrétion est arrêtée. Les croûtes ont fini de grandir. Elles sont très-petites et occupent exclusivement la partie centrale du bouton. Lorsqu'on les enlève avec l'ongle, on met à nu une petite cavité légèrement humide.

Malgré son atténuation, cette double éruption n'en constitue pas moins un horsepox parfaitement légitime, car le cowpox inoculé à quelque temps de là n'a pas engendré de nouveaux boutons.

Cependant ce horsepox n'a pu se reproduire sur l'espèce chevaline. Faute d'un enfant, on s'est servi d'un nouveau cheval pour essayer de faire germer le virus une seconde fois. A cet effet, une inoculation est faite le 11 à l'aide des croûtes du premier sujet et de la sérosité qu'on obtient en râclant fortement les pustules. Mais les résultats de cette inoculation ont été entièrement négatifs, quoique une inoculation variolique ultérieure ait démontré que l'animal n'était pas du tout réfractaire.

B. Quant aux *génisses*, leur histoire a déjà été tracée à l'article 3 (*deuxième et troisième séries de faits relatifs à l'inoculation du vaccin humain au bœuf*). On sait avec quel succès complet le cowpox s'est développé chez elles, et avec quel succès non moins complet ce cowpox a été transmis, soit à l'espèce humaine, soit à d'autres animaux de l'espèce bovine.

Messieurs, en présence de ces nouveaux faits tellement identiques aux premiers, devons-nous maintenir nos réserves sur l'affaiblissement du virus vaccin par l'organisme du cheval? Nous répondrions hardiment non, sans l'accident de la première expérience, si le cowpox vrai, inoculé concurremment avec le vaccin humain, avait eu les qualités nécessaires pour germer, et s'il avait donné naissance à un horsepox type. Mais, malgré cette lacune, ces faits n'en ont pas moins une incontestable valeur, et nous devons en tenir le plus grand compte. Il serait vraiment peu courageux d'hésiter plus longtemps à vaincre nos répugnances contre les conclusions que ces faits impliquent. Sont-ils exacts, oui ou non? Toute la question est là. Or, comme pour tous les autres faits, nous sommes en mesure d'en garantir la parfaite exactitude. Donc ils doivent être acceptés avec toute leur signification, car ils constituent, avec ceux qui précèdent une catégorie de faits, parfaitement ressemblants, dont il serait puéril d'attribuer l'identité au hasard. Leur signification est rendue, en effet, évidente par leur contraste avec les expériences d'inoculation directe du cowpox vrai aux animaux solipèdes, expériences dans lesquelles sept vieux chevaux ou ânes, pris au hasard, nous ont donné sept belles éruptions de horsepox. Ce contraste apparaît plus évident encore dans les inoculations varioliques, toutes positives également, et dont on verra plus loin les beaux résultats. Si les animaux de ces deux séries ont contracté des éruptions magnifiques, démontrant catégoriquement qu'ils étaient vierges d'infection vaccinale antérieure, de quel droit attribuerions-nous à cette infection les insuccès relatifs des expériences de la série intermédiaire? Ne serait-il pas étonnant que les animaux ainsi rendus plus ou moins réfractaires, par une vaccination ancienne, se fussent tous donné rendez-vous dans la même série? Si donc, il n'y a pas d'autres objections à opposer à nos expériences, et nous n'en connaissons pas, il nous faut bien admettre qu'elles prouvent que l'organisme du cheval est moins apte que celui du bœuf à la culture du vaccin.

Elles démontrent encore autre chose, c'est que les Solipèdes ne sont pas seuls capables de porter atteinte au vaccin. L'homme aussi, comme nous avons eu déjà, du reste, l'occasion de le dire, exerce une action atténuante sur son activité. Prenons, en effet, du cowpox vrai, et inoculons-le au cheval; nous obtiendrons une belle éruption de horsepox. Mais ce cowpox, au lieu de l'insérer directement sur le cheval, faisons-le passer au préalable par l'espèce humaine, et il ne déterminera plus sur le premier animal qu'une éruption affaiblie. Qu'en conclure, sinon que la vaccine primitive transportée à l'homme subit immédiatement une atteinte, dont les effets, à peine sensibles, nous le savons, lorsqu'on rapporte le virus à l'espèce bovine, se manifestent au contraire avec une grande intensité quand c'est au cheval qu'on transporte ce virus? (1)

Art. V. — De la vaccine chez les animaux domestiques autres que le bœuf et les solipèdes.

Tous les animaux domestiques passent pour être vaccinifères comme le cheval et le bœuf. Chez l'un d'eux même, le mouton, la vaccine serait extrêmement commune, si, comme le pense Sacco, dont M. Depaul s'est plus tard fait l'écho, la clavelée n'est pas autre chose que le cowpox des grands ruminants. Comme la vaccination pouvait très-bien nous renseigner sur ce point, nous l'avons successivement pratiquée sur la chèvre, le chien, le porc et le mouton.

1° *Vaccination chez la chèvre.* — La chèvre déjà signalée par Jenner et plus tard Husson, comme étant apte à contracter la vaccine par inoculation, vient d'être tout récemment montrée décidément vaccinifère par des expériences bien faites de MM. Mathieu et Auzias-Turenne.

Nous venons de tenter, sur deux sujets, l'inoculation du cowpox produit par le vaccin Jennérien inséré sur une génisse. Il en est résulté des pustules, très-petites il est vrai, mais nettement ombiliquées et ayant la plus grande ressemblance avec des boutons de vaccin.

L'expérience en est restée là malheureusement. Nous n'avons pas eu le temps de la poursuivre plus loin.

2° *Vaccination chez le chien.* — Plusieurs jeunes

(1) Le vaccin humain originaire du cheval se comporterait-il de la même manière que le vaccin emprunté à la vache? Ceci est une question entièrement réservée, car il serait possible que, comme le pense M. Leblanc et M. Auzias-Turenne, le cowpox et le horsepox spontanés ne fussent pas absolument identiques. Ce dernier nous a manqué malheureusement pour faire des expériences comparatives.

chiens furent inoculés sur les bourses et à la face interne des cuisses, avec du cowpox d'excellente qualité. Aucune de ces inoculations ne fut suivie de succès. Les résultats ne furent cependant pas absolument négatifs. Une très-petite nodosité rougeâtre survint dans chaque point inoculé. Mais il n'y eut rien là ressemblant de près ou de loin à une éruption vaccinale.

On ne fit aucune tentative de transmission au bœuf.

3° *Vaccination chez le porc.* — Le cowpox inoculé à cinq jeunes porcs, produisit des effets tout à fait semblables à ceux qui furent observés chez le chien. Seulement ces effets furent incomparablement plus évidents. Chaque piqûre produisit une grosse papule rouge hémisphérique, dure au toucher, qui disparut rapidement sans sécréter, par une véritable résorption.

Une de ces papules, enlevée au cinquième jour, fournit une sérosité limpide, avec laquelle on inocula une toute jeune génisse. Cette inoculation resta sans effets, tandis qu'une insertion de cowpox pratiquée huit jours après fit naître de fort belles pustules vaccinales.

4° *Vaccination chez le mouton.* — Six agneaux de diverses provenances, l'un de trois semaines, deux de trois mois, trois de quinze mois, sont inoculés avec du cowpox d'excellente qualité. Sur tous les six, les résultats de l'inoculation sont identiques. Une petite papule se forme au point piqué dès le deuxième jour. Cette papule grossit, devient dure et hémisphérique, comme chez le porc. Au centre apparaît parfois une toute petite vésicule qui se change rapidement en une croûte rudimentaire, et quand on enlève cette croûte, en grattant avec l'ongle, on met à nu un tout petit orifice par lequel on peut faire sourdre un peu de sérosité purulente. Mais le plus grand nombre des boutons ne sécrètent pas ou ne sécrètent que très-peu et disparaissent sans laisser de croûtes, par résorption, comme chez le porc, en produisant une légère desquamation de l'épiderme (voir, planche VIIe, le bouton vaccinal type des animaux de l'espèce ovine).

Ajoutons que deux génisses, inoculées avec le liquide de ces boutons, ne prirent pas le cowpox, et qu'elles eurent une belle éruption vaccinale par l'inoculation de la vaccine proprement dite.

Telles sont, Messieurs, les quelques inoculations que votre Commission a tentées sur les animaux domestiques autres que le Bœuf et les Solipèdes.

Elles ne contredisent point les faits de MM. Mathieu et Auzias-Turenne tendant à prouver l'aptitude vaccinifère de la chèvre. Mais elles paraissent démontrer que ni le chien, ni le porc, ni le mouton ne possèdent cette aptitude.

En ce qui concerne ce dernier animal, on aurait donc tort d'assimiler la clavelée au cowpox des bêtes bovines. Mais il est bien entendu que nous ne voulons pas traiter ici cette dernière question, et nous expliquer sur les faits de Sacco, si radicalement opposés aux nôtres. Pour nous prononcer avec autorité nous avons besoin d'étudier comparativement la clavelée et la vaccine. Or, le virus claveleux nous a manqué. Mais la question est assez importante pour constituer une étude à part. Nous espérons pouvoir faire bientôt cette étude et vous en rendre compte dans un rapport spécial.

Du reste, Messieurs, toutes nos expériences sur les animaux étrangers aux espèces bovine et chevaline sont bien incomplètes ; ce qui ne veut pas dire, — ne vous y trompez pas, — que leurs résultats ne soient parfaitement exacts. Ces expériences ne se trouvent ici que pour remplir la place qu'elles doivent occuper dans le cadre très-large que nous nous étions tracé. Elles importent peu à la réalisation de notre programme, voilà pourquoi nous les avons négligées. Que nous importait-il de les multiplier, à nous qui avions pour but d'étudier les effets de la variolation chez le bœuf et chez le cheval, et de voir si elle ne produit pas la vaccine ? Les faits importants pour nous, au point de vue où nous nous étions placés, étaient surtout relatifs à la transmission du cowpox et du horsepox. Or, nous croyons, Messieurs, avoir été sous ce rapport aussi complets que possible. Et maintenant que nous connaissons la vaccine animale, nous pouvons aborder avec sécurité l'étude de la variole.

CHAPITRE DEUXIÈME.

LA VARIOLE.

Voici, Messieurs, la partie la plus importante de notre travail, celle qui a pour but de vous exposer les expériences qui touchent directement à l'identité de la variole et de la vaccine, et à la production de cette dernière par l'inoculation de la première aux animaux.

Peut-on inoculer la variole au bœuf et au cheval ? Quels sont les effets de cette inoculation ? En résulte-t-il le cow-pox et le horsepox ? S'il y a une éruption produite, peut-elle être rapportée sur l'espèce humaine ? Détermine-t-elle alors la variole ? Engendre-t-elle la vaccine ou toute autre chose ? Vous connaissez les recherches entreprises depuis Jenner pour arriver à la solution de toutes ces questions ; vous savez les résultats, si radicalement opposés les uns aux autres, qui ont été obtenus ; et vous devinez que votre Commision a dû user de beaucoup de prudence pour naviguer sur cette mer d'incertitudes créées par les contradictions qui divisent les expérimentateurs. La même prudence méticuleuse qui a présidé à l'institution de nos expériences, nous l'appliquerons à l'exposition de leurs résultats. La carrière que nous avons à vous faire parcourir est parfaitement jalonnée ; nous vous y conduirons pas à pas, et nous espérons que vous pourrez nous suivre jusqu'au bout sans vous égarer un instant.

Deux articles séparés sont consacrés à l'exposition de

nos expériences personnelles sur les inoculations de la variole au bœuf et au cheval. Nous discuterons brièvement dans un troisième article les faits antérieurs, en les comparant aux nôtres.

Art. Ier. — De la variole inoculée chez les animaux de l'espèce bovine.

L'étude de cette question nous a fait entreprendre huit séries d'expériences ayant pour but de nous apprendre ce qui arrive :

1° Quand on inocule la variole humaine aux animaux de l'espèce bovine ;

2° Quand on insère la vaccine sur les animaux variolés ;

3° Quand on inocule la variole chez les animaux vaccinés ;

4° Quand on leur inocule simultanément la vaccine et la variole ;

5° Quand on transmet, du bœuf au bœuf, le virus variolique ;

6° Quand on rapporte à l'homme le virus variolique qu'on a fait passer par l'organisme du bœuf ;

7° Quand on transmet de l'homme à l'homme le même virus variolique ;

8° Quand on le rapporte enfin de l'homme sur le bœuf.

§ 1. — *Des effets locaux et généraux produits chez le bœuf par l'inoculation de la variole humaine.*

Douze animaux ont été choisis à la Saulsaie ou au parc de la Tête-d'Or, parmi ceux qui, nés dans l'établissement, pouvaient assurément être considérés comme n'ayant jamais eu le cowpox. Sur ce nombre, il y avait neuf génisses ou taurillons, deux vaches laitières récemment vêlées et enfin une vache de six ans, pleine et ne donnant plus de lait. Tous ces animaux sont inoculés de la variole, à diverses époques, du mois de décembre dernier au 17 avril.

Le virus inoculé a été fourni par quatre varioleux qui n'avaient jamais été vaccinés. Sur trois d'entre eux, la petite vérole, assez discrète, a suivi une marche régulière, et n'a point déterminé d'accidents. Le quatrième sujet était une jeune fille d'une douzaine d'années, que sa variole, très-confluente du reste, a fini par emporter.

C'est du quatrième au sixième jour de l'éruption que le virus a été recueilli. On l'a quelquefois employé immédiatement, d'autres fois plus tard, mais toujours très-frais, car on n'a jamais laissé plus de cinq jours entre le moment où il a été recueilli et celui où il a été inoculé.

Les inoculations ont été faites à la vulve chez les femelles, au périnée et aux bourses sur les mâles, exactement comme les vaccinations. Tantôt on les a pratiquées par piqûres sous-épidermiques, tantôt par piqûres profondes intéressant toute l'épaisseur du derme.

Voyons ce qu'ont produit ces inoculations.

Sur aucun animal on n'a vu apparaître le moindre phénomène général, ni éruption disséminée, ni fièvre, ni perte d'appétit, ni diminution de la sécrétion lactée.

Quant aux phénomènes locaux, ils ont été eux-mêmes si peu accentués qu'ils nous ont échappé tout d'abord, dans une première série d'expériences sur laquelle nous reviendrons plus loin, et que nous comprenons qu'ils aient été méconnus par l'immense majorité des expérimentateurs qui nous ont précédés. Mais n'abordons pas prématurément ce qui touche à la discussion des faits, et ne nous occupons que de leur description. En quoi consistent donc les phénomènes locaux déterminés chez le bœuf par l'inoculation de la variole humaine?

Jetez les yeux sur la planche VIIIe. Elle représente la région périnéale d'un taurillon, sur laquelle on avait pratiqué, du côté gauche, cinq inoculations varioleuses sous-épidermiques. L'effet produit par ces inoculations est arrivé à son summum de développement. Ce sont, comme on le voit, de petites papules rouges, ayant de deux à quatre millimètres de diamètre, papules peu saillantes, légèrement coniques, au centre desquelles on distingue la piqûre d'inoculation. Ces papules ont commencé à se développer le deuxième jour, et sont arrivées en cinq jours aux dimensions qu'on leur voit sur la figure. Le douzième jour, elles avaient complètement disparu, après avoir fourni à leur centre, au point piqué, une croûte noirâtre extrêmement petite.

Douze animaux ont été inoculés de la variole, avons-nous dit. Or, sur tous, les choses se sont passées identiquement de la même manière. Il serait donc inutile de décrire en particulier chacune de ces expériences. Bornons-nous à signaler ce point, que les piqûres profondes n'ont pas fourni des résultats plus évidents que les piqûres sous-épidermiques, loin de là. Ces piqûres profondes, pratiquées à l'aide d'une aiguille cannelée, fortement chargée de virus, ont, en effet, donné naissance à une éruption dans laquelle les papules étaient beaucoup moins rouges, plus diffuses, et ne se distinguaient souvent que par la sensation d'une nodosité évidente perçue par le doigt dans l'épaisseur de la peau. Quelques inoculations profondes avaient été pratitées en bourrant de virus variolique une incision de plusieurs millimètres faite à l'aide de la lancette ; elles ne donnèrent pas des résultats plus significatifs.

Voilà, Messieurs, nos faits bruts d'inoculation variolique aux animaux de l'espèce bovine. Que prouvent-ils ? Par eux-mêmes, rien. Mais vous allez leur voir prendre une signification évidente par leur rapprochement avec ceux qui seront exposés dans le paragraphe suivant.

§ 2. — *Inoculation de la vaccine chez les animaux variolés.*

Messieurs, il est certain que l'éruption papuleuse déterminée par l'inoculation de la variole chez les animaux de l'espèce bovine, n'est pas tellement bien accusée qu'on ne puisse se demander si elle constitue quelque chose de spécifique, si elle ne serait pas purement et simplement le résultat du travail inflammatoire qui se produit nécessairement au point inoculé. Nous devons même avancer que la plupart des personnes compétentes à qui nous avons montré ces papules varioleuses ont refusé de leur reconnaître une autre origine, quoique des inoculations de matières non virulentes, comme du sérum de sang frais, pratiquées comparativement, n'eussent été suivies d'aucun résultat. Mais toute incertitude disparaît devant la série de faits dont nous allons vous entretenir.

C'est un peu au hasard, Messieurs, que nous devons d'avoir pu nous former une conviction sur ce grave sujet. Laissez-nous raconter cette histoire avec quelques détails ; elle ne sera pas perdue pour la science.

Notre première bête inoculée de la variole était une génisse qui avait la peau du plus beau noir autour de la vulve, où l'inoculation fut faite. Ayant constaté la présence des petites papules qui succédèrent aux piqûres, nous crûmes un instant à une éruption de cowpox bien caractérisée. Puis, comme les papules, au lieu de se transformer en pustules, disparurent rapidement sans laisser de traces, nous considérâmes le résultat comme négatif, et l'animal fut mis de côté, pour servir à d'autres expériences.

Le 8 janvier, nous avions besoin d'un sujet pour la transmission de notre cowpox d'origine napolitaine. Comme cette génisse se trouvait sous notre main dans les écuries de l'École Vétérinaire, elle fut inoculée, avec une magnifique pustule enlevée sur une autre génisse, qui avait eu certainement la plus belle de toutes les éruptions vaccinales que nous ayons vues. Au 8e jour, votre Commission constatait que cette inoculation avait complètement manqué. Surprise et déception ! Surprise, car il ne nous était pas venu à l'idée que l'inoculation varioleuse, — sans résultat, pensions-nous, — pratiquée auparavant, eût pu faire avorter la vaccination consécutive. Déception, car nous avions perdu notre cowpox, que nous retrouvâmes bientôt, du reste, grâce à l'obligeance de M. Lanoix, qui voulut bien nous envoyer des pustules.

Notre première pensée, pour expliquer ce résultat, fut que le cowpox inoculé à cette bête était mauvais malgré sa brillante origine, ou que l'inoculation avait été mal faite. Nous refîmes donc une nouvelle inoculation avec le vaccin envoyé par M. Lanoix. Nouvel échec ; et cette fois nous ne pouvions pas invoquer l'une ou l'autre des deux causes citées plus haut : d'une part, l'inoculation avait été faite avec un soin méticuleux ; d'autre part, deux animaux, — un cheval et une génisse, — vaccinés en même temps, prirent tous deux une magnifique éruption.

Nous nous sommes trouvés ainsi dans la nécessité d'admettre, ou que la variole inoculée à notre animal avait déterminé une éruption spécifique capable de préserver les bêtes bovines du cowpox, comme le cowpox préserve l'homme de la variole, ou que cet animal avait eu le cowpox antérieurement, ou bien encore que c'était un animal réfractaire par défaut inné de réceptivité pour le virus vaccin. A cette époque, à peine avions-nous fait huit vaccinations de bêtes bovines ; nous n'étions pas sûrs, comme nous le fûmes plus tard, que tous nos animaux étaient aptes à contracter le cowpox ; aussi penchâmes-nous vers les deux dernières interprétations, et c'est sous cette obsession de notre esprit que nous continuâmes la série de nos expériences.

Le 6 février, notre seconde variolation est faite sur une génisse Schwitz, âgée de 10 mois. La vaccination, pratiquée le 15, reste absolument sans résultat.

Le 23 février, variolation de deux jeunes taureaux, l'un de race Ayr, l'autre de race Ayr-schwitz. Vaccination le 5 mars : résultats négatifs sur le premier ; chez le second, il vient deux pustules fort petites, mais ombiliquées, qui se dessèchent avec une rapidité exceptionnelle.

Le 5 mars, variolation de quatre animaux : une vache

comtoise et trois génisses de la race d'Ayr. Ces animaux sont vaccinés le 17 : sur la vache et deux des génisses, il ne survient aucune éruption ; la troisième prend une pustule vaccinale tout à fait rudimentaire ; mais on a constaté que, chez cette dernière bête, l'éruption varioleuse avait été extrêmement faible. Il est à remarquer qu'une autre génisse, non variolée, avait été vaccinée en même temps que ces quatre sujets, avec la *même* pustule de cowpox. Ce cinquième animal eut une fort belle vaccine, ce qui prouve la bonne qualité du cowpox employé dans cette expérience.

Le 6 mars, la variole est inoculée à une vache Ayr-bretonne et à un taurillon schwitz. Le 23, vaccination des deux animaux. Le taureau prend une vaccine rudimentaire, dont les pustules, extrêmement petites, sont le sixième jour en pleine dessication. Quant à la vache, elle offre au huitième jour une belle éruption vaccinale que nous avons fait représenter, planche IXe, à cause de son caractère exceptionnel.

Nos deux dernières inoculations varioleuses pratiquées le 17 avril n'ont pas subi la contre-épreuve de la vaccination.

Ainsi donc, Messieurs, sur dix animaux qui ont été vaccinés, au moyen du cowpox vrai, après avoir été antérieurement variolés, six n'ont présenté aucune éruption vaccinale, trois ont eu des pustules rudimentaires et éphémères, un seulement a été atteint d'un cowpox régulier et bien caractérisé (1).

Que l'on compare ces résultats avec ceux des expériences si multipliées dans lesquelles nous avons inoculé d'emblée, soit le cowpox vrai, soit le vaccin humain, soit le horsepox ; que l'on veuille bien considérer que, dans les deux cas, les

(1) Ce cowpox se serait-il transmis à d'autres animaux ? C'est probable. Mais nous ne pouvons l'affirmer positivement. Nous regrettons de n'avoir pas fait d'expérience pour nous en assurer. C'est une lacune à combler.

animaux, indemnes de toute vaccine antérieure, jouissaient de la même aptitude absolue à prendre le cowpox, et l'on conviendra que, si la vaccine ne se développe qu'exceptionnellement sur les bêtes préalablement variolées, quand elle apparaît *toujours* chez les autres, c'est que l'opération de la variolation exerce une influence neutralisante sur le développement de la vaccine. L'éruption, si peu accusée, à caractères si indécis, qui est engendrée par l'inoculation de la petite vérole aux bœufs est donc de nature spécifique, et cette éruption présente, avec le cowpox, sur les animaux de l'espèce bovine, les mêmes relations que la variole et la vaccine dans l'espèce humaine.

C'est maintenant le moment de vous parler, Messieurs, d'une première série d'expériences tout à fait semblables à celles que nous venons d'exposer, et qui furent faites en 1863 par votre Commission, au moment même de sa formation.

Il s'agissait, comme dans le cas présent, de s'assurer si le virus de la variole humaine prend sur les animaux. Nous fîmes un certain nombre d'inoculations : toutes nous parurent manquer. Nous pratiquâmes ensuite sur les mêmes animaux la vaccination avec d'excellent vaccin humain recueilli dans les meilleures conditions : mêmes résultats absolument négatifs. Nous n'avons pas besoin d'avouer qu'il ne nous vint pas à l'esprit que l'insuccès de ces vaccinations pût tenir à la variolation antérieure, dont les effets avaient été jugés tout à fait nuls. De ce double résultat négatif, nous conclûmes, ou que le vaccin humain ne reprenait que difficilement sur les animaux de l'espèce bovine, ou que nos sujets inoculés avaient eu antérieurement le cowpox. Nos expériences nous parurent donc alors complètement insignifiantes ; et nous en tînmes si peu compte que nous ne conservâmes pas les documents écrits qui les concernaient. Aussi ne pouvons-nous dire aujourd'hui précisément combien nous en fîmes. Nous pouvons cependant parier pour cinq au moins, sans craindre d'aller au-delà de la vérité. C'est donc un nouveau contingent de cinq expériences, qui s'ajoutent à celles que nous avons fait connaître, pour prouver que la variole et la vaccine se tiennent, dans l'espèce bovine, par les mêmes liens que dans l'espèce humaine. Ainsi, toutes nos recherches relatives à ce grave sujet sont absolument concordantes, même celles qui, au premier abord, nous avaient paru ne rien prouver du tout.

Nous vous disions, Messieurs, en commençant ce paragraphe, que la science n'avait rien à perdre au récit de l'histoire du hasard auquel nous devons la connaissance de ces relations entre la variole et la vaccine, chez le bœuf. C'est qu'en effet le hasard ne sert pas toujours aussi bien les expérimentateurs, c'est qu'il aurait pu nous faire tomber sur un cas exceptionnel, le cas de notre planche IXe, où l'inoculation variolique n'a pas empêché le développement ultérieur d'une belle vaccine, et alors, Messieurs, au lieu de poursuivre nos recherches, nous aurions été arrêtés net, et nous eussions concouru à la propagation d'une erreur. En voulez-vous la preuve? La mauvaise chance que nous avons évitée, un expérimentateur du plus grand mérite, M. H. Bouley, en a été victime. Lui aussi, après avoir inoculé la variole à la vache, a pratiqué la vaccination. Il ne l'a fait qu'une fois, et il est justement tombé sur le cas de notre planche IXe; il a obtenu une éruption de cowpox, d'où il a conclu que, l'inoculation variolique ne produisant aucune éruption, — appréciable, ajouterons-nous, — chez les animaux de l'espèce bovine, et ne préservant pas du cowpox, la variole humaine n'est pas inoculable au bœuf.

§ 3. — *Inoculation de la petite vérole sur les sujets qui ont eu le cowpox.*

Il est bien évident, Messieurs, que si la proposition qui forme la conclusion du paragraphe précédent est complètement vraie, l'inoculation de la variole aux animaux vaccinés devra rester généralement sans effet, comme la vaccination des animaux variolés. Nous avons fait l'expérience deux fois, et deux fois elle nous a donné les résultats négatifs prévus. Mais, nous dira-t-on, deux expériences pour prononcer un jugement sur un semblable sujet, c'est bien peu. Nous en convenons volontiers. Toutes sortes de facilités pour la multiplication de ces expériences nous étaient cependant acquises, puisque les sujets à inoculer,— c'est-à-dire les animaux vaccinés, — ne nous manquaient pas plus que la matière inoculable. Mais nous avons été arrêtés par la difficulté, non pas précisément d'apprécier, mais de faire apprécier les résultats produits. En effet, l'éruption varioleuse est si peu accusée, dans un grand nombre de cas, qu'il faut une certaine habitude pour en constater la présence. Vos Commissaires, en vous affirmant les résultats négatifs des deux expériences signalées plus haut, se croient en droit de se prononcer sans hésitation. Mais ils seraient peut-être embarrassés s'il leur fallait, à première vue, faire distinguer par d'autres la différence qui sépare ces résultats négatifs des résultats positifs engendrés par l'inoculation de la variole sur les individus non vaccinés. Voilà pourquoi nous n'avons pas cru devoir étendre cette série d'expériences, qui, en fin de compte, ne s'ajoute que comme appoint à nos moyens de démonstration.

§ 4. — *Inoculation simultanée de la variole et de la vaccine aux animaux de l'espèce bovine.*

Voici une nouvelle série d'expériences qui concourent encore au même but que les précédentes.

Vous savez que, chez l'homme, la vaccine et la variole peuvent se développer simultanément, et suivre chacune sa marche, sans s'influencer réciproquement. Ces faits d'évolution parallèle des deux éruptions ne sont pas rares, et votre Commission, Messieurs, a pu justement en observer un fort bel exemple au moment même où elle s'occupait de cette question. Or, l'assimilation que nous avons faite de l'espèce bovine à l'espèce humaine, au sujet des rapports qui existent entre la variole et la vaccine, et de l'influence que ces deux éruptions exercent l'une sur l'autre, cette assimilation ne pouvait être complète qu'à la condition que nous constaterions chez le bœuf, comme chez l'homme, l'évolution simultanée des éruptions variolique et vaccinale.

Nous avons donc inoculé en même temps la *variole humaine* et le *vaccin humain* sur trois animaux : une vache laitière de 5 ans et deux génisses de 18 mois, la variole à gauche de la vulve, le vaccin à droite. Sur tous trois, nous avons obtenu, à droite, une éruption vaccinale fort bien caractérisée ; à gauche, l'éruption papuleuse type que produit la variolation. La planche X^e^ montre très-nettement ce développement simultané des deux éruptions, ainsi que leurs caractères différentiels, qui sont aussi saisissants que possible.

Ce résultat n'est pas en concordance avec ceux des autres expérimentateurs, au nombre desquels M. Bousquet se place en première ligne. Mais vous devez comprendre pourquoi, sans que nous ayons besoin de nous expliquer là-dessus très-longuement. Dans ses inoculations simultanées de variole et de vaccine, M. Bousquet n'a jamais vu prendre que la vaccine. Est-ce à dire que le virus varioleux n'ait pas produit son éruption locale? En aucune façon. Ceci prouve seulement que M. Bousquet n'a pas vu cette éruption, et les détails qui précèdent vous disent assez que, non-seulement cette erreur est excusable, mais qu'elle se trouvait presque inévitable. Donc, pas plus que M. H. Bouley, M. Bousquet ne saurait être repris pour avoir conclu à faux. Notre seul avantage sur eux, répéterons-nous, c'est d'avoir été favorisés par les hasards de l'expérimentation.

§ 5. — *Essais de transmission du bœuf au bœuf de l'éruption engendrée par l'inoculation variolique.*

Messieurs, vous devez maintenant être fixés suffisamment sur la nature spécifique de l'éruption engendrée chez le bœuf par l'inoculation variolique, et sur les rapports qui lient cette éruption à celle du cowpox. Il nous reste à pénétrer plus avant dans la connaissance de cette éruption spécifique. Qu'est-elle, en définitive ?

Evidemment, nous n'avions à choisir qu'entre deux opinions : ou c'est la petite vérole elle-même, ou c'est le cowpox.

La petite vérole ? Mais cette éruption, toujours locale, ne présente ni dans le volume de ses boutons, ni dans leurs autres caractères extérieurs, ni dans la marche de leur évolution, la moindre ressemblance avec la petite vérole de l'homme !

Le cowpox ? Certainement l'éruption variolique du bœuf, par sa localisation, son mode de développement, l'absence de phénomènes généraux, se rapproche beaucoup de la vaccine. Mais quel abîme entre ses caractères extérieurs et ceux du cowpox ! Cependant, malgré l'énormité de la distance qui, sous ce dernier rapport, sépare à première vue la variole bovine de la vaccine primitive, c'est encore avec celle-ci que nous avons trouvé la plus grande ressemblance, surtout à cause de la localisation. Nous nous sommes demandé alors si ce n'était pas un cowpox vrai extrêmement petit, et si l'exiguïté de l'éruption ne disparaîtrait pas graduellement par une culture méthodique sur les animaux de l'espèce bovine.

Pour nous en assurer, nous avons excisé plusieurs boutons varioliques dans leur plein développement, les uns sur la vache pleine, de 6 ans, les autres sur une des génisses dont il a été question plus haut. Ces boutons, râclés avec précaution sur leur face profonde, nous ont servi à inoculer trois autres animaux. Or, les effets obtenus ont été bien moins marqués encore que sur les premiers sujets. Nous pouvons même affirmer qu'ils ont été entièrement nuls chez un jeune taurillon breton qui, inoculé plus tard du cowpox, a présenté une fort belle éruption vaccinale.

Donc, la culture du virus variolique sur l'espèce bovine, bien loin de rendre plus apparents les caractères de l'éruption qu'il engendre, diminue l'activité de ce virus avec une telle rapidité qu'il ne produit plus d'effet appréciable à la seconde génération.

§ 6. — *Retour à l'homme du virus variolique qu'on a fait passer par l'organisme du bœuf.*

Après les faits qui précèdent, il devient inutile de chercher plus longtemps si l'éruption déterminée, chez le bœuf, par l'inoculation variolique, est ou n'est pas le cowpox. C'est une question trop bien jugée dans le sens négatif, par la différence des résultats obtenus quand on cultive comparativement le virus vaccin et le virus variolique. Nous n'avons plus qu'à résoudre la question de savoir si cette éruption spécifique du bœuf n'est pas tout simplement la variole, malgré ses caractères différentiels si fortement accentués.

Pour nous, expérimentateurs, le problème se réduisait à chercher si le virus de cette éruption spécifique, si difficile à transmettre du bœuf au bœuf, peut s'inoculer à l'homme et y rapporter la petite vérole. Posée dans ces termes, la question devenait facile à résoudre. Pendant le règne de l'inoculation et même après, la variole inoculée a pu être étudiée des centaines de mille fois dans l'espèce humaine; la marche et les caractères en sont aussi parfaitement connus que ceux de la petite vérole spontanée; nous n'avions donc aucune chance de nous tromper dans l'appréciation des résultats de notre tentative. Racontons cette tentative dans ses moindres détails, car elle touche au point le plus important de toute cette étude.

Le 14 mars dernier, on enlève plusieurs papules sur une

vache variolée, et la très-petite quantité de sérosité qu'on en extrait par râclage sert à inoculer un enfant de trois mois non encore vacciné.

Le 17 mars, on constate, sur l'une des piqûres, un bouton qui se développe les jours suivants en prenant tous les caractères d'une pustule vaccinale.

Le 22, la pustule est large, blanche, ombiliquée. Tout autour existe une aréole rougeâtre, très-irrégulière à sa périphérie, et couverte à sa surface de petits boutons d'apparence vésiculeuse. Les autres piqûres ont décidément échoué.

Cette pustule est aquarellée. On la trouvera représentée à la planche XIe.

Le même jour, on l'ouvre pour en retirer de la sérosité virulente. Mais il s'en écoule à peine assez pour inoculer de bras à bras un deuxième enfant.

Le 23 mars, l'enfant présente de la fièvre bien manifestement. Il y a déjà deux jours qu'il dort mal. Il tète peu et vomit souvent. On l'examine alors avec soin, et l'on constate la présence d'un très-grand nombre de petits boutons sur la face et sur le tronc.

Le 24 mars, tous ces boutons (voyez planche XIIe), représentent de fort belles pustules varioliques, la plupart ombiliquées, formant une éruption quasi confluente.

L'enfant a peu de fièvre, mais il tousse beaucoup, et la toux provoque des vomissements alimentaires.

Le 1er avril, les pustules sont en pleine dessication. La fièvre a cessé, et l'enfant peut être considéré comme étant pleinement revenu à la santé.

Telle est, Messieurs, notre expérience. Après les détails que nous venons de vous donner, après avoir vu les belles aquarelles qui représentent les caractères de la double éruption observée sur cet enfant, pouvez-vous conserver quelques doutes sur la nature de cette éruption? Nous serons cependant forcés de discuter ce point. Mais auparavant abordons l'étude d'autres faits non moins intéressants.

§ 7. — *Transmission de l'homme à l'homme du virus variolique qu'on a fait passer par l'organisme du bœuf.*

Messieurs, l'enfant inoculé de bras à bras, avec le virus de la pustule primitive du sujet dont nous venons de faire l'histoire était une petite fille rachitique âgée de 2 ans 1/2, non vaccinée ; on lui fit trois piqûres à chaque bras. Toutes donnèrent naissance à un bouton.

Le 29 mars, le développement des boutons est complet. Ils ressemblent, à s'y méprendre, à des pustules vaccinales et sont pris pour telles par plusieurs personnes compétentes. (Voir planche XIIIe).

Le 30, deux petites vésicules apparaissent autour de l'un des boutons.

Le 3 avril, quelques pustules de variole (une quinzaine en tout), apparaissent sur la face et d'autres points du corps. L'enfant ne semble pas malade.

Cette éruption générale légère disparaît rapidement sans laisser de traces.

Ainsi, à une seconde génération sur l'espèce humaine, notre virus vaccino-variolique (1) a produit des effets locaux beaucoup plus beaux qu'à la première, et des effets généraux incomparablement plus faibles. Que serait-il arrivé à une troisième et à une quatrième générations, etc. ? La peur de créer et d'entretenir un foyer de contagion dans les salles de la Charité, où nous étions forcés d'agir avec la plus grande circonspection, nous a empêchés de poursuivre les expériences nécessaires pour nous renseigner directement sur ce point. Mais on trouvera plus loin une

(1) Il ne faudrait pas se méprendre sur la valeur du terme que nous employons ici. Virus *vaccino-variolique* veut dire virus variolique *de vache, ayant passé par la vache*, et non pas virus formé d'un mélange de virus vaccin et de virus variolique.

série de faits qui fournissent à ce sujet des renseignements indirects aussi complets que possible.

§ 8. — *Retour au bœuf du virus variolique.*

Messieurs, nous vous demandions tout à l'heure s'il était possible d'avoir aucun doute sur la nature de l'éruption engendrée chez l'homme par l'inoculation du virus vaccino-variolique. Nous vous demanderons maintenant si l'on peut en avoir davantage sur la nature des phénomènes produits par ce virus à sa seconde génération sur l'espèce humaine, malgré l'atténuation de ces phénomènes. En écoutant nos deux descriptions, ne vous a-t-il pas semblé entendre le double récit d'une inoculation *directe* de petite vérole humaine? Ne vous paraît-il pas qu'on ne saurait hésiter à affirmer que nos deux enfants ont présenté l'un et l'autre une petite vérole inoculée, presque confluente dans un cas, très-discrète dans l'autre? On nous dira cependant qu'ils n'ont eu rien autre chose qu'une vaccine généralisée. Comment prouver le contraire à ceux qui admettent cette généralisation de la vaccine comme un fait démontré, et même plus fréquent qu'on ne l'admet généralement? Décidés à éviter, dans ce rapport, autant que nous le pourrons, toute critique, toute discussion proprement dite, nous ne chercherons pas à combattre cette idée de la généralisation de la vaccine. Nous passerons à côté avec une certaine indifférence parce que, dans le domaine de l'expérience et de l'expérimentation pures, nous allons trouver une de ces preuves péremptoires devant lesquelles tombe forcément toute espèce d'objection.

Quand on compare les caractères extérieurs de la variole avec ceux de la vaccine, on constate vraiment si peu de différence, qu'à ne juger les deux éruptions que par ces caractères extérieurs, il est vraiment fort difficile de les distinguer l'une de l'autre et qu'on est jusqu'à un certain point autorisé à dire que la vaccine et la variole ne font qu'une seule et même chose. Mais cette difficulté n'existe que pour l'espèce humaine. Chez le bœuf la différence est si grande, au contraire, qu'elle constitue un critère infaillible pour établir la distinction entre les deux maladies. Insérez du vaccin humain sur la peau d'une génisse, vous obtenez une éruption de belles pustules vaccinales, indéfiniment transmissible aux animaux de la même espèce. Inoculez la variole, et vous ne faites naître qu'une éruption papuleuse insignifiante, dont la transmission à une autre génisse est extrêmement difficile, sinon tout à fait impossible. Vous comprenez que nous n'avons pas manqué de nous servir de ce critère pour former notre conviction dans le cas particulier qui nous occupe, pour décider si nous avions donné à nos deux enfants la variole ou une vaccine généralisée.

Le 29 mars, on recueille plusieurs tubes de sérosité virulente sur les pustules initiales de la petite fille rachitique du paragraphe précédent, et on inocule cette sérosité à deux animaux de race bretonne, un taurillon et une génisse. Le 3 avril, on constate sur les deux sujets une papule presque microscopique aux points piqués. L'une de ces papules est enlevée sur les bourses du taurillon, et l'on essaie de s'en servir pour inoculer une génisse de même race. Cette seconde inoculation reste absolument sans résultats.

Ainsi, le virus vaccino-variolique recueilli sur l'espèce humaine se comporte absolument comme le virus variolique ordinaire. Donc, l'éruption des enfants inoculés avec le virus vaccino-variolique n'est ni plus ni moins que la petite vérole. Donc, l'organisme des vaches est inhabile à transformer en vaccin le virus varioleux. Donc la petite vérole n'est pas la même chose que la vaccine. Voilà, au point de vue scientifique pur, la conclusion finale de cette étude.

Art. II.— De la variole inoculée sur les solipèdes

L'étude de l'inoculation de la variole humaine aux animaux s olipèdes n'a point encore été entreprise, croyons nous. Nous avons cependant connaissance de quelques tentatives faites par plusieurs expérimentateurs. Mais aucune de ces tentatives n'a abouti, parce que leurs auteurs ont été arrêtés d'emblée par les résultats négatifs qu'ils ont obtenus. Quant à votre Commission, Messieurs, elle a à vous apporter aujourd'hui sur ce sujet plusieurs séries d'expériences parallèles à celles qui ont été faites chez les animaux de l'espèce bovine, presque semblables par leurs résultats et tout à fait identiques par leur signification. Elles prouveront par conséquent que l'organisme du cheval, pas plus que celui du bœuf, ne jouit de la propriété de transformer la variole en vaccine.

§ I. — *Expériences sur les effets généraux et locaux produits par l'inoculation de la variole aux animaux solipèdes.*

1re *expérience.* — Le 11 février 1865, du virus variolique recueilli au 5e jour de l'éruption sur un malade du service de M. P. Meynet, est inoculé à une jument de 15 ans, en bon état de santé, jument réformée pour usure des membres de devant. Dix piqûres sont pratiquées sur un point de la croupe préalablement rasé.

Le 15, on constate que les points piqués sont douloureux à la pression et légèrement tuméfiés.

Le 17, la tuméfaction est plus grande. Elle s'accompagne d'une rougeur sombre, diffuse, très-apparente malgré la couleur assez foncée de la peau de l'animal.

Le 19, ces caractères se sont prononcés davantage ; il existe alors une belle éruption de papules coniques, rougeâtres, douloureuses, dont le centre, correspondant au point piqué, est couvert d'une toute petite croûte.

Le 20, la croûte centrale est enlevée sur quelques papules, et, par la pression, l'on fait sortir de la petite cavité ainsi mise à nu une très-minime quantité d'un liquide séreux, qu'on recueille dans un tube. Point de soulèvement épidermique, ni de sécrétion, du reste, ailleurs que dans le point central. A ce moment, les papules ont de 10 à 17 millimètres de diamètre à leur base.

Le 21, les papules sont un peu affaissées, et cet affaissement est encore plus prononcé le 22. Le 7 mars, il est complet, et s'est effectué sans qu'on ait constaté la moindre tendance à la sécrétion. Il a eu lieu par une sorte de résorption graduelle, et s'est accompagné de la desquammation de l'épiderme à la surface des papules.

Pendant la marche de cette éruption locale, on a cherché, avec le plus grand soin, les traces d'une éruption générale à la surface de la peau et toujours infructueusement. L'animal n'ajamais présenté, du reste, aucun symptôme de fièvre , il a toujours bu et mangé comme à l'habitude.

2e *et* 3e *expériences.* — Le 14 mars, on tente de nouveau l'inoculation de la variole sur deux vieux chevaux. Les choses se passent exactement comme sur le premier animal.

Ainsi, Messieurs, la variole s'inocule au cheval aussi sûrement qu'au bœuf, en déterminant la production des mêmes phénomènes. Seulement, ici l'éruption papuleuse qui se développe aux points inoculés est tellement évidente qu'il n'y a pas à concevoir le moindre doute sur la réalité de son existence et sur sa spécificité. Peut-être même ce magnifique développement des papules varioleuses équines pourrait en imposer à des yeux peu exercés et faire croire à l'existence d'un véritable horsepox. C'est une erreur qui serait facilement commise au début de l'éruption , mais à ce moment seulement. En effet, le horsepox, comme le cowpox, beaucoup mieux que le cowpox même, est caractérisé par la manifestation d'une sécrétion et la formation d'une croûte, et ces deux phénomènes manquent aussi bien dans la variole équine que dans la variole bovine.

§ 2. — *Expériences sur l'inoculation de la vaccine aux chevaux variolés.*

Cette inoculation n'a été tentée qu'une fois. Du moins, ne retrouvons-nous dans nos notes que le récit détaillé d'une seule expérience.

Elle a été faite sur la jument de la série précédente, jument qui avait été variolée le 11 février.

Le 22 février, c'est-à-dire onze jours après la première inoculation, et le lendemain du jour où l'on constata que l'éruption variolique était en période décroissante, on inocula, de l'autre côté de la croupe, du cowpox et du horsepox provenant de diverses sources.

Le lendemain 23 février, tous les points inoculés avec le cowpox sont le siége d'une tuméfaction papuleuse aussi prononcée et de même forme que celle de l'éruption variolique.

Le 24, les mêmes phénomènes se manifestent avec la même évidence dans les points inoculés avec le horsepox.

Le 25, il y a une ressemblance parfaite entre les papules varioleuses (côté gauche) et les papules vaccinales (côté droit). Celles-ci sont cependant un peu moins volumineuses.

Du 26 février au 6 mars, elles disparaissent graduellement en passant exactement par les mêmes phases que les papules varioleuses, sans sécrétion ni formation de croûtes.

Le 7 mars, elles ont complètement disparu, comme les papules de variole, en même temps, ni plus tôt ni plus tard.

Quoique cette expérience n'ait pas donné des résultats entièrement négatifs, nous n'hésitons pas à la présenter comme prouvant que les chevaux variolés perdent sinon absolument, au moins en grande partie, l'aptitude à contracter la vaccine. En effet, l'éruption que nous venons de décrire n'est qu'un faux horsepox, qui ne se serait même pas développé peut-être si l'on avait attendu, avant de pratiquer l'inoculation vaccinale, que l'éruption variolique fût un peu plus avancée. C'est là un de ces faits — bien connus à Lyon depuis les expériences de M. Diday sur les doubles vaccinations— où l'on voit l'effet préservatif d'une première inoculation ne se développer qu'après un certain temps. Du reste on trouvera plus loin deux expériences à résultats entièrement négatifs. Nous ne les donnons pas ici, parce que, sur les animaux qu'elles concernent, la variolation antérieure à la contre-inoculation vaccinale n'a pas été pratiquée avec le virus emprunté directement à l'espèce humaine.

§ 3. — *Expériences sur l'inoculation de la variole chez les animaux solipèdes préalablement vaccinés.*

Tout animal qui a eu le horsepox, s'il ne devient pas absolument incapable de prendre la petite vérole, perd au moins la plus grande partie de son aptitude à contracter cette maladie. Ceci nous a été démontré par deux expériences exécutées, l'une sur un cheval, l'autre sur un âne. Ces deux sujets avaient eu tous deux un beau horsepox. Après une inoculation vaccinale consécutive, le travail qu'on remarqua aux points piqués fut si peu accentué qu'on considéra cette inoculation comme ayant complètement échoué.

§ 4. — *Expériences sur la transmission de la variole équine du cheval au cheval.*

Un cheval variolé peut transmettre par inoculation le virus variolique à un autre cheval. Mais l'activité du virus paraît affaiblie à cette seconde transmission. L'atténuation est moindre cependant que celle qui est produite par le passage de la variole sur l'espèce bovine.

1re *expérience.* — Un cheval vigoureux, de 16 ans environ, est inoculé le 22 février sur le côté gauche de la croupe, avec le liquide obtenu par le râclage de la face profonde d'une pustule qu'on vient d'enlever sur la jument variolée le 11 du même mois.

Le 26 février, les piqûres deviennent légèrement papuleuses.

Du 27 février au 4 mars, les papules se sont de plus en plus accentuées. Mais elles restent loin par leur volume des papules produites par l'inoculation variolique directe.

Le 6 mars, elles sont en voie d'affaissement.

Le 14, il n'en reste plus de traces.

Le 15, on pratique une contre-inoculation avec du cowpox. Les résultats de cette vaccination sont entièrement négatifs.

2e *expérience.* — Le même jour et avec le même virus que l'animal précédent, on inocule un vieil âne sur lequel on constata, le 4 mars, l'existence de jolies petites pustules très-légèrement déprimées à leur centre. Malheureusement, un accident arrivé à l'animal empêcha de suivre cette éruption jusqu'au bout. Malgré cela, l'expérience n'en concourt pas moins à prouver que l'organisme des Solipèdes n'est pas aussi inapte que celui du bœuf à la culture de la variole. Mais cette culture n'en est pas moins absolument incapable de modifier la nature du virus variolique pour le changer en horsepox, c'est-à-dire en vaccin.

§ 5. — *Expériences sur la transmission de la variole équine du cheval au bœuf.*

Cette transformation du virus variolique par l'organisme des animaux ne s'observe pas davantage quand le virus pris sur le cheval est transporté sur la vache.

Expérience. — Le 23 février, le virus recueilli sur la

jument variolée le 11 est inoculé à deux génisses, de race Ayr croisée.

Le 28, il semble que les piqûres soient papuleuses.

Le 5 mars, plus de trace de l'inoculation. On réinocule avec du cowpox frais.

Le 12 mars, on constate que cette vaccination a réussi chez les deux animaux. Sur l'une des bêtes, les pustules vaccinales sont même énormes.

Vous remarquerez, Messieurs, que ces deux expériences prouvent non seulement encore une fois la non transformation du virus variolique par l'organisme des animaux, mais qu'elles démontrent de plus, à nouveau, l'inaptitude des animaux de l'espèce bovine à la simple culture du virus varioleux.

§ 6. — *Retour à l'homme du virus variolique équin.*

Messieurs, vous allez voir se reproduire, dans les faits importants que nous allons vous communiquer maintenant, les intéressants phénomènes que détermine l'inoculation à l'homme du virus variolique qu'on a fait germer sur les animaux de l'espèce bovine

Une partie du virus recueilli sur la jument variolée le 11 février est inoculée le 23 février à trois enfants non vaccinés. Distinguons-les par les n°s 1, 2 et 3.

Enfant n° 1. — Cet enfant est âgé d'un an. Il possède une belle constitution. Les inoculations ne produisent sur lui aucun effet.

Enfant n° 2. — Agé de 8 mois, cet enfant, opéré de deux pieds-bots quelque temps auparavant, jouit d'une très-bonne santé.

Pendant les neuf premiers jours, on ne constate aucun phénomène local qui puisse faire croire au succès de l'inoculation ; mais on y est préparé par quelques phénomènes de réaction fébrile, chaleur à la peau, perte d'appétit, vomissements, qui s'observent dès le 2 mars.

Le 10e jour, c'est-à-dire le 5 mars, un petit bouton

apparaît au niveau d'une des piqûres d'inoculation.

Le 7 mars, ce bouton a tous les caractères d'une pustule de variole ou plutôt de varioloïde spontanée. Il est très-saillant, comme hémisphérique, à peine déprimé au centre. Ce même jour, on constate que d'autres pustules à caractères identiques commencent à se développer sur le menton, la face dorsale des mains, les cuisses, le scrotum. Mais cette éruption générale est extrêmement discrète. On ne compte guère que 80 boutons en tout à la surface du corps.

Le 8 mars, la fièvre est tombée ; il n'y a plus de vomissements alimentaires et l'appétit renaît. L'éruption générale est plus accentuée, et l'on peut constater que deux des pustules seulement sont ombiliquées : une à la fesse droite, l'autre à la main gauche (Voir planche XIVe).

Le 11 mars, même état général : l'enfant est gai et tète bien. Les pustules ont atteint leur maximum de développement. Ce sont, pour la plupart, de gros boutons coniques ou hémisphériques. Trois ou quatre seulement, sur les cuisses, en outre des deux signalés plus haut, présentent la forme ombiliquée.

Le 12, la pustule développée la première sur le lieu de l'inoculation est complètement effacée ; les autres, au contraire, sont volumineuses, tendues, luisantes. Il est survenu dans la nuit un peu de fièvre.

A partir de ce jour commence l'affaissement des pustules, qui a lieu sans formation de croûtes.

Le 17 mars, jour du dernier examen, elles ne sont plus indiquées que par un point rouge et induré.

Que doit-on penser de ce cas, Messieurs ? Évidemment il s'éloigne beaucoup du fait de l'enfant inoculé avec le virus variolique emprunté à la vache. Entre ce dernier fait et les observations de variole humaine directement inoculée, il n'y a vraiment pas la plus petite différence. Dans le cas présent, au contraire, on dirait d'une de ces varioles faibles dites varioloïdes, née spontanément. Là, il y a eu deux éruptions parfaitement distinctes, l'une primitive, locale, l'autre secondaire, générale. Ici cette dernière paraît s'être développée d'emblée. En effet, la première pustule apparue sur le lieu de l'inoculation n'a pas différé des autres; elle n'a eu ni les dimensions, ni les autres caractères des pustules varioliques primitives. De plus, son apparition n'a précédé que trop peu celles des pustules répandues sur les autres parties du corps, pour qu'on puisse la considérer autrement que comme la première manifestation de la poussée variolique générale. Mais cette poussée variolique n'en doit pas moins être considérée comme le résultat de l'inoculation du virus inséré sur le petit sujet. Ce virus, emprunté à l'organisme du cheval, n'est donc pas autre chose que le virus variolique, puisque son inoculation donne la variole à l'homme. Si, du reste, cette observation, à cause des particularités un peu insolites qu'elle a présentées, ne paraissait pas probante, on trouverait dans le cas suivant les éléments d'une solution tout à fait positive.

Enfant n° 3. — C'est un enfant de cinq mois, chétif, pâle, nourri par une mère épuisée qui lui donne des soins inintelligents.

Le 8e jour qui suit l'inoculation, c'est-à-dire le 3 mars, un bouton rosé apparaît sur l'un des points piqués au bras gauche. Il existe en même temps un peu de fièvre, quoique l'enfant ait conservé l'appétit.

Le 5 mars, le bouton a considérablement augmenté.

Le 6 mars, il présente tous les caractères d'une grosse pustule, ombiliquée, entourée d'une très-large aréole à bords déchiquetés, aréole sur laquelle on constate plusieurs petits boutons vésiculeux qui en rendent la surface chagrinée. Cette pustule est aquarellée. (Voir planche XVe.)

Le 7, la pustule n'offre pas de changements notables. Mais de nouveaux petits boutons vésiculeux se sont développés, pendant la nuit, sur la face (voir planche XVIe), sur le tronc et les membres. Peu de fièvre. Quelques vomissements.

Le 8, même état. Les boutons formés restent stationnaires. Mais il en est poussé d'autres qui rendent l'éruption quasi confluente sur certains points.

Le 11 mars, l'éruption a disparu, excepté à la face, où les boutons se présentent toujours avec le caractère vésiculeux.

La pustule initiale du bras s'est recouverte d'une croûte noirâtre épaisse.

L'état général semble assez bon, quoique le petit sujet soit d'une extrême pâleur.

Les jours suivants, l'éruption disparaît totalement.

Le 22 mars, une nouvelle éruption vésiculeuse très-discrète se développe pendant la nuit sur les cuisses et le tronc. Cette seconde éruption ne tarde pas à disparaître sans laisser de traces apparentes.

Messieurs, si ce fait vous était présenté isolé, vous pourriez peut-être concevoir des doutes sur la nature de l'éruption généralisée qui, sur cet enfant, a envahi la surface du corps en deux poussées. Mais éclairés comme vous l'êtes par l'histoire de l'inoculation du virus variolique emprunté à la vache, vous penserez, sans doute, que nous avons eu affaire, dans le cas présent, à une véritable variole, malgré la petitesse et le caractère vésiculeux des boutons de l'éruption générale. Vous pourrez trouver, du reste, des faits tout à fait semblables dans les descriptions si multipliées qui ont été faites des phénomènes produits par l'inoculation variolique directe.

Pour compléter le récit de notre triple expérience, Messieurs, il nous reste à faire connaître un des faits les plus importants qu'elle ait mis en lumière.

Les trois enfants dont l'histoire vient d'être faite occupaient, avec leurs mères, la *salle* dite *des Nourrices*, à l'hôpital de la Charité. Parmi les enfants qui s'y trouvaient en même temps qu'eux, il y en avait un qui n'était pas encore vacciné et que nous réservions pour une autre série d'inoculations. Cet enfant, Messieurs, prit vers le milieu du mois de mars, une variole faible ressemblant beaucoup à celle de l'enfant n° 2, c'est-à-dire présentant tous les symptômes de la varioloïde. Est-ce être téméraire que d'attribuer le développement de cette éruption à la contagion par les deux enfants sur qui la variole inoculée était en train d'accomplir son évolution ?

Mais ce n'est pas tout. La mère de l'enfant n° 3 tomba malade vers le 20 mars. Elle prit de la fièvre, perdit l'appétit et le sommeil, et, à la suite de ce malaise, nous constatâmes chez elle une éruption de boutons vésiculeux extrêmement discrète. Cette femme, vaccinée dans sa jeunesse, eut donc une véritable varioloïde ; et cette fois, Messieurs, nous croirions pousser la réserve un peu trop loin, si nous nous permettions de vous demander si elle a été contagionnée par son enfant.

Tout concourt donc à démontrer que le cheval rend, telle qu'il l'a reçue, la variole à l'homme, et c'est ainsi que nous considérerons les choses, malgré ce que les faits suivants peuvent présenter de contraire à cette manière de voir.

§ 7. — *Culture chez l'homme du virus variolique équin.*

Cette culture, Messieurs, nous l'avons conduite jusqu'à la quatrième génération, en comptant pour la première le développement du virus variolique sur le cheval.

Troisième génération. — Le 7 mars 1865, l'enfant n° 1 de la précédente série ne présentant décidément aucune trace de variole, on lui inocule de bras à bras le liquide fourni par la pustule initiale de l'enfant n° 3. Trois piqûres sont faites à chaque bras.

Le 11 mars, les six piqûres sont nettement papuleuses. Pas de fièvre. Etat général normal.

Le 14 mars, c'est-à-dire sept jours pleins après l'inoculation, l'enfant présente six beaux boutons tout à fait semblables à des pustules vaccinales, c'est-à-dire ayant une large aréole rouge, un bourrelet blanc circulaire bien net et une dépression centrale (voir la planche XVIIe). Il est survenu un peu de fièvre pendant la nuit. Néanmoins, le petit sujet tète bien, paraît gai et présente un teint tout à fait naturel.

Le 15 mars, deux petits boutons surnuméraires d'apparence vésiculeuse se sont développés autour d'une des pustules. On en trouve aussi quelques-uns sur le dos.

Le 16 mars, l'éruption vésiculeuse du dos a disparu ; mais celle du bras persiste encore. Toujours un peu de fièvre.

Le 17 mars, les pustules du bras sont recouvertes d'une croûte noirâtre sans inflammation périphérique.

En examinant la surface du corps, on constate sur le ventre la présence de deux pustules presque confondues l'une avec l'autre, tant elles sont rapprochées ; et ce sont bien cette fois deux véritables boutons de variole assez volumineux.

Un peu de fièvre le soir et d'agitation la nuit.

Le 19 mars, on remarque que les deux pustules se sont affaissées.

A partir de ce moment, on n'observe plus rien de particulier, et à la fin du mois l'enfant est en parfaite santé.

Quatrième génération. — Le 15 mars, le liquide fourni par les pustules de ce dernier enfant sert à en inoculer deux autres, dont l'un a déjà été vacciné.

L'inoculation échoue sur ce dernier, mais réussit pleinement sur l'autre, petit garçon de 17 mois, rachitique, ayant une fracture de la jambe gauche.

Le 17 mars, chaque piqûre a donné naissance à une papule rouge, dure, saillante.

Le 19 mars, l'enfant a décidément six boutons bien caractérisés avec toutes les apparences de pustules vaccinales.

Le 22 mars, on constate, sur les deux bras, dans le voisinage des pustules d'inoculation, l'existence de pustules supplémentaires presque aussi développées que les autres.

Le 23 mars, toutes les pustules paraissent arrivées au début de leur période de déclin ; elles sont loin d'avoir pris les dimensions des pustules du précédent enfant. Point d'éruption générale.

Le 26 mars, on remarque, aux deux bras, dans la région inoculée, une induration et un épaississement très-prononcés de la peau et du tissu cellulaire. Il n'y a toujours point d'éruption secondaire; et, quoique l'état général soit mauvais, on ne saurait dire s'il y a imminence de généralisation de l'éruption, car l'enfant, depuis son entrée à l'hôpital, a toujours été plus ou moins agité, criard et souffreteux.

Le 1er avril, l'état local semble encore le même. Mais on observe, sur les mains, quelques pustules de variole, et au menton des croûtes d'impétigo.

Tels sont, Messieurs, les phénomènes que nous avons observés sur les deux sujets qui nous ont servi à cultiver le virus variolique équin rapporté à l'espèce humaine. Loin de nous la pensée de méconnaître la ressemblance de l'éruption primitive qu'ils ont présentée avec les éruptions de véritable vaccine. Nous en avons eu si peu l'intention que nous avons expressément signalé cette ressemblance dans les deux cas. Il ne nous coûte même pas d'ajouter qu'elle s'est fait remarquer, non-seulement dans les caractères physiques des pustules, mais encore dans la courte durée de la période d'incubation. Mais y a-t-il eu, oui ou non, éruption secondaire généralisée? Ne tenons aucun compte des pustules surnuméraires survenues sur le dernier enfant, et de la légère éruption vésiculeuse qui a été observée sur le premier, la généralisation n'en reste pas moins prouvée par les quelques pustules vraies que tous deux ont présentées, soit sur le tronc, soit sur les membres, ainsi que par la fièvre secondaire, très-évidente au moins sur l'un des deux sujets. Si donc cette généralisation n'appartient qu'à la variole, il n'est pas douteux que nos deux enfants n'aient eu cette dernière affection.

Admettons néanmoins que cette généralisation ne prouve absolument rien, supposons de plus qu'elle ne se soit manifestée ni sur l'un, ni sur l'autre de nos deux sujets, ni même sur l'enfant numéro 3 de la précédente série, l'éruption primitive localisée que tous ces enfants ont présentée en constituerait-elle pour cela une vraie vaccine? Pour qu'il en fût ainsi, il faudrait que le virus de cette éruption, transmis au cheval, lui donnât le horsepox. Voyons ce que l'expérience dit sur ce point.

§ 8. — *Retour au cheval du virus variolique équin cultivé dans l'espèce humaine*

1re *Expérience.* — Le virus employé dans cette expérience est fourni par l'enfant numéro 3, du paragraphe sixième, enfant sur lequel s'était développé à sa deuxième génération le virus variolique équin. Ce virus est inséré, le 7 mars, sur la croupe d'un vieux cheval alezan. On fait quinze inoculations. Toutes réussissent.

En sept jours, l'éruption, qui ressemble tout à fait à celle de la jument qui a fourni le virus initial, arrive à son summum de développement. Elle présente alors les caractères types de l'éruption variolique équine (voir la planche XVIIIe).

Le 24 mars, les papules qui constituent cette éruption sont tout à fait effacées, et leur place n'est plus marquée que par la desquammation épidermique. Une contre-inoculation pratiquée alors avec le cowpox reste absolument sans effet.

2e *Expérience.* — Dans cette expérience, on inocule à une vieille jument très-vigoureuse le virus variolique équin arrivé à sa quatrième génération, virus recueilli sur le dernier enfant du précédent paragraphe.

L'inoculation est faite le 25 mars.

Dès le troisième jour, le travail de l'éruption est évident. Il marche très-rapidement et disparaît de même, car le 4 avril, c'est-à-dire dix jours après l'inoculation, l'affaissement est très-prononcé.

Ainsi, la culture du virus variolique équin, chez l'homme, quoiqu'elle semble agir sur ce virus et le rapprocher du vaccin, ne modifie en rien sa nature. Recueilli sur des pustules que les plus habiles vaccinateurs sont exposés à prendre pour de la vaccine, et rapporté ensuite au cheval, il donne à ce dernier l'éruption variolique type, jamais le horsepox.

§ 9. — *Transmission au bœuf du virus variolique équin cultivé chez l'homme.*

Une objection tirée de nos propres expériences pouvait nous être faite contre la conclusion qui précède ou, tout au moins, contre ce qu'elle a d'absolu. En effet, nous avons établi que le bœuf est l'animal vaccinifère et vaccinogène par excellence. Donc, pour s'assurer que l'éruption engendrée par la culture du virus variolique équin, dans l'espèce humaine, n'est pas la vaccine, c'était sur l'espèce bovine qu'il fallait rapporter et cultiver ce virus. C'est là une objection très-sérieuse, car nous avons vraiment trouvé, à l'avantage du bœuf, une très-grande différence dans les résultats de l'inoculation de la vaccine humaine. Aussi, votre Commission, Messieurs, vous apporte-t-elle une série d'expériences faites avec le plus grand soin dans le but de résoudre cette difficulté.

Expérience 1re. — Le 7 mars, une génisse de cinq à six mois, de race Ayr, est inoculée en même temps que le cheval no 1 de la précédente série et avec le même virus, c'est-à-dire avec le liquide recueilli sur la pustule initiale de l'enfant sur lequel on a transporté pour la première fois le virus variolique équin.

Le 9, les points inoculés sont rouges.

Le 11, ils se montrent nettement papuleux.

Le 13, les papules sont très-saillantes, et paraissent avoir atteint leur plus grand développement. (Voir planche XIXe).

Le 15, elles commencent à entrer nettement dans la période décroissante.

Le 23, il n'y en a plus trace. On inocule le cowpox comme contre-épreuve. Une pustule nettement ombiliquée se montre sur un des points piqués. Cette pustule, petite du reste, met cinq jours à se développer. Le sixième jour, elle est en pleine dessication.

Expériences 2e, 3e, 4e, 5e et 6e. — Le 17 mars, quatre magnifiques génisses, de race Ayr-durham, à peau extrêmement fine, sont inoculées avec le virus variolique équin cultivé chez l'homme et arrivé à sa troisième génération. Ce virus a été fourni par les pustules représentées planche XVIIe. On l'insère par quatre piqûres au côté droit de la vulve.

Le 22, on constate que tous les animaux présentent quatre belles papules varioleuses, très-rouges, très-saillantes, hémisphériques. Sur l'un d'eux, le volume de ces papules est relativement si considérable (diamètre 5 à 7 millimètres) que nous croyons devoir les faire représenter. (On les trouvera planche XXe). Nous nous demandons même si ce ne serait pas là un commencement de transformation de variole en vaccine.

Pour nous en assurer, nous enlevons une de ces énormes papules; et le liquide qu'on en extrait en abondance est inoculé avec soin à une cinquième génisse, dans l'intention de faire prendre à l'éruption encore plus de développement par la culture sur l'espèce bovine.

Le 26, cette nouvelle inoculation n'a rien produit d'appréciable, et l'éruption des quatre premières bêtes a disparu par résorption, sans laisser de croûtes, exactement comme les papules que fait naître l'inoculation directe de la variole humaine.

Le 31, on s'assure définitivement que l'inoculation sur la cinquième bête a à peu près complètement échoué.

Expérience 7e. — Le 26 mars, le virus variolique équin cultivé sur l'homme et arrivé à sa quatrième génération est inoculé à une génisse bretonne. Il en résulte une légère éruption papuleuse, dont les caractères ne diffèrent en rien de ceux des éruptions varioliques ordinaires dans l'espèce bovine.

Messieurs, ces expériences jugent le litige en dernier

ressort. Transporté et cultivé sur la vache, après avoir produit sur l'homme, pendant plusieurs générations, des éruptions locales tout à fait identiques, en apparence, à la vaccine, le virus variolique équin ne produit que les phénomènes de la variole, comme dans l'espèce chevaline. Ce qui établit définitivement cette proposition: que l'organisme du cheval n'est pas plus apte que celui du bœuf à transformer la variole en vaccine.

Art. III. — Discussion sur les faits des auteurs.

Messieurs, vous avez pu remarquer, dans notre exposition, que nous avons presque entièrement négligé de comparer nos résultats avec ceux des expérimentateurs qui nous ont précédés. Notre travail, en effet, n'est point une œuvre de critique. Vous nous aviez chargés de voir par nous-mêmes, et de vous raconter ce que nous aurions observé. Nous nous sommes scrupuleusement acquittés de notre tâche, sans trop nous préoccuper de ce qui avait été fait avant nous, et nous pourrions clore ici notre rapport, en laissant absolument de côté toute espèce de discussion. Nous le pourrions d'autant mieux que, sur ce grave sujet de l'identité de la variole et de la vaccine, on ne trouve qu'un bien petit nombre de recherches analogues aux nôtres En effet, nos neuf séries d'expériences relatives à la variole équine sont entièrement originales, et sur les huit points de fait qui ont été résolus par nos expériences sur la variole étudiée chez les animaux de l'espèce bovine, trois seulement avaient été traités avant nous ; ce sont : 1° l'inoculation de la variole humaine à la vache ; 2° le retour à l'homme ; et 3° la transmission de l'homme à l'homme du virus variolique repris aux animaux de l'espèce bovine.

Parmi les recherches qui ont porté sur ces derniers points, nous n'avons plus à nous occuper de celles qui ont donné des résultats entièrement négatifs ; nous nous sommes suffisamment expliqués sur elles. Mais il nous est impossible de passer tout à fait sous silence les expériences positives, d'après lesquelles la variole en passant sur la vache se transformerait en vaccine. Vous comprenez que nous voulons parler des expériences de Thielé et de Ceely, expériences extrêmement importantes et qui, malgré les conclusions erronnées de leurs auteurs, tiendront toujours une place considérable dans la science.

Thielé et Ceely, expérimentant chacun de son côté, auraient réussi à donner le cowpox aux vaches en leur inoculant la variole humaine, et ce cowpox serait devenu l'origine d'un excellent vaccin qui s'est entretenu sur l'enfant depuis plus de vingt ans, dans certaines parties de l'Angleterre, de l'Allemagne, de la Russie, après avoir passé par un nombre considérable de générations.

Que ces deux expérimentateurs aient réussi à obtenir des résultats positifs dans leurs tentatives d'inoculation variolique à la vache, rien de plus conforme à la vérité; et ce qui doit étonner aujourd'hui, après nos expériences, ce ne sont pas ces faits positifs, mais bien les résultats négatifs constatés dans la presque unanimité des autres expériences. La réussite de Thielé et de Ceely est désormais mise hors de toute contestation. Mais ont-ils bien observé et surtout bien interprété les faits dont ils ont provoqué la manifestation ? Est-il vrai qu'ils soient parvenus à transformer la variole en vaccine ? — Pas plus que nous, Messieurs. Les enfants qu'ils ont vaccinés avec leur virus vaccino-variolique n'ont pas eu autre chose que la variole, comme les nôtres, ni plus ni moins. Il est facile d'en juger maintenant. Ces inoculations sont aujourd'hui fort connues, surtout depuis la publication récente de M. Bouvier (juin 1864) dans le *Recueil de Médecine vétérinaire*. Il n'est vraiment pas nécessaire d'avoir recours à une nouvelle enquête pour en apprécier la signification au point de vue de la doctrine de l'identité de la variole et de la vaccine.

Et d'abord, qu'ont-ils communiqué à la vache ? Est-ce

le cowpox? Vous n'ignorez plus qu'il n'en est rien. Vous avez vu les belles planches qui représentent les caractères de l'éruption déterminée chez le bœuf par l'inoculation variolique, et il vous a été ainsi surabondamment prouvé qu'il n'y a pas même une lointaine analogie entre le cowpox et les résultats de cette inoculation. Nous ne connaissons pas les planches de Ceely, et nous ne savons pas par conséquent si elles diffèrent des nôtres. S'il y avait réellement une différence, si ces planches représentaient des éruptions véritables de cowpox, analogues à celles de nos planches Ire, IIe, IVe et V^e, nous ne craindrions pas d'affirmer que l'artiste ne s'est pas inspiré absolument de la vérité vraie. Nous ne sachions pas en effet que la variole et les bœufs britanniques soient d'une autre nature que la variole et les bœufs français, et il faudrait bien qu'il en fût ainsi pour que la réaction de la variole sur l'organisme du bœuf donnât le cowpox en Angleterre, quand, en France c'est quelque chose de tout à fait différent. Rien de ce que Thielé et Ceely ont pu faire naître en inoculant la variole à la vache ne saurait avoir eu la moindre ressemblance avec le cowpox, pas même les grandes plaies varioleuses que l'on obtient, en faisant au derme de longues et profondes incisions dans lesquelles on verse de grandes quantités de virus variolique, Or, si leurs vaches n'avaient pas le cowpox, ont-elles pu donner la vaccine à l'enfant? On ne peut donner que ce qu'on a. C'est pourquoi les enfants de Thielé et Ceely ont reçu la variole, et c'est la variole qui s'est développée sur tous leurs sujets inoculés.

C'est la variole, telle que nous l'avons vue nous-mêmes dans nos propres expériences — variole limitée parfois à l'éruption locale primitive et ressemblant alors tout à fait à la vaccine,— variole accompagnée souvent de l'éruption secondaire qui lui donne sa physionomie spéciale. Entre les faits de nos deux expérimentateurs et celles de nos éruptions qui ont présenté le caractère bénin, il n'y a pas la plus légère différence. Si donc nous vous avons bien prouvé que nos enfants avaient la variole, vous devez être convaincus que ceux de Thielé et de Ceely l'ont eue également.

Nous attendrons du reste les contradicteurs à une expérience décisive, celle qui consiste à juger la nature variolique ou vaccinale d'une éruption chez l'enfant par le critère de l'inoculation à la vache. Si le virus de MM. Thielé et Ceely est bien la vaccine, il devra donner le cowpox à la vache à tout coup, comme le vaccin Jennérien ; sinon il fera naître les papules de l'éruption variolique. L'expérience est simple, comme on le voit, et tout à fait décisive. Espérons que M. Ceely voudra bien la faire lui-même, ou nous fournir les moyens de l'exécuter. Ce n'est pas pour nous, du reste, que nous attendons cette preuve, ni pour ceux qui n'ont pas pris dans la discussion de cette question une position trop avancée. Ce n'est que pour les partisans à outrance de l'identité. Les autres, croyons-nous, trouveront dans nos expériences les éléments d'une solution satisfaisante.

Messieurs, nous ne saurions abandonner ce sujet sans appeler votre attention sur une des particularités des faits de Ceely et de Thielé, particularité qui trouve une confirmation dans nos expériences. Il s'agit de l'innocuité de leur méthode de prétendue vaccination. Si les relations qui ont été faites des inoculations tentées avec leur virus sont exactes, cette innocuité serait aussi absolue que celle de la vaccination proprement dite. C'est par milliers que se comptent ces inoculations, et l'on n'aurait jamais observé une seule variole grave. Dans tous les cas, il y aurait eu ou absence complète d'éruption générale, ou bien une éruption secondaire si discrète qu'elle n'entraînait jamais le moindre inconvénient.

Nous ne croyons pas que cette innocuité, à supposer qu'elle soit bien constatée, tienne au passage du virus variolique sur l'espèce bovine. Nos expériences nous montrent cependant une atténuation considérable de ce virus par l'organisme du bœuf, puisqu'on ne peut le propager chez cet animal que pendant un nombre fort restreint de générations. Mais nos expériences nous font voir aussi qu'en revenant à l'espèce humaine, il paraît reprendre toute son activité, témoin l'enfant dont l'éruption secondaire est représentée planche XIIe. Il nous répugnerait moins d'attribuer cette bénignité à ce que les inoculations ont été faites avec le virus de l'accident primitif. En effet, dans nos séries d'expériences sur le bœuf et le cheval, le premier passage du virus de l'animal sur l'homme a déterminé une éruption secondaire fort abondante, partant un peu sérieuse, tandis que chez tous les autres enfants qui se sont transmis ce virus, cette éruption a toujours été fort discrète, partant, complètement insignifiante.

Quelle que soit du reste la cause de cette innocuité, qu'il faille l'attribuer à une atténuation par l'organisme animal, ou qu'elle soit le fait d'une action spéciale exercée par la pustule initiale humaine sur l'élaboration du virus, ce n'en serait pas moins un fait de la plus haute importance, au point de vue pratique, dans le cas où une sérieuse enquête en prouverait l'authenticité.

Aujourd'hui il n'est plus douteux que, sous le rapport de l'effet prophylactique, la variolation ne soit supérieure à la vaccination. Or, c'est la première que MM. Ceely et Thielé ont pratiqué et pratiquent peut-être encore. Ils protégent donc mieux leurs inoculés contre la variole que s'ils employaient la vaccination vraie. C'est donc tout bénéfice pour ces inoculés, s'ils n'ont pas été exposés au moment de l'opération à plus de dangers que les individus vaccinés. Voilà pourquoi il importe tant d'être définitivement renseigné sur l'innocuité de la variolation médiate. Si cette innocuité est prouvée, on pourra, sans hésitation aucune, avoir recours à la méthode de Ceely et de Thielé, dans les cas où il est difficile de se procurer du bon vaccin. Mais, nous dira-t-on, si la variolation médiate est tout aussi innocente que la vaccination, pourquoi ne pas aller plus loin? Pourquoi ne pas substituer définitivement la première à la seconde ? Un seul mot suffira à notre réponse, et ce mot nous le présenterons comme un épouvantail aux fanatiques : la *contagion*, voilà l'obstacle. En passant par l'organisme des animaux, en effet, le virus variolique ne perd aucunement ses propriétés infectieuses ; l'expérience nous l'a trop bien prouvé. C'est pourquoi la variolation médiate, comme l'inoculation variolique directe, créerait, si elle se généralisait, un foyer permanent d'infection qui couvrirait presque toute la surface du globe. Ce danger, Messieurs, n'existe pas avec la vaccine. Aussi la vaccination est-elle appelée, quoi qu'il arrive, à conserver le premier rang dans la prophylaxie de la variole. Aussi devra-t-elle toujours exciter notre sollicitude.

L'exposition suivante, que M. Chauveau a faite à l'Académie de médecine, le 30 mai 1865, peut être considérée comme le résumé du présent rapport, dans ses points essentiels.

Recherches expérimentales de la Société des sciences médicales de Lyon, sur les relations qui existent entre la vaccine et la variole.

Messieurs, l'Académie discutait, il y a deux ans, la question des *origines de la vaccine.* Cette discussion, soulevée par la communication de M. H. Bouley sur l'exanthème vaccinogène du cheval, prit presque immédiatement les plus vastes proportions ; et bientôt, parmi les points traités dans cette discussion, on vit se placer au premier rang l'identité de la variole et de la vaccine, et la production de cette dernière par la transplantation de la première sur l'organisme de certains animaux. Ce fut cependant ce dernier point qui gagna le moins à la discussion, malgré les brillants efforts des combattants, qui se lancèrent dans la lutte, en se rangeant les uns autour de M. Depaul, les autres du côté de M. H. Bouley.

A cette époque, je présidais à Lyon la Société des sciences médicales. Je lui proposai d'entreprendre une nouvelle série d'expériences sur cet important sujet. Elle accepta. On nomma une Commission, qui me fit l'honneur de me laisser diriger ses travaux ; et, il y a quelques jours, je rendais compte de ces travaux à la Société, dans un rapport circonstancié, rédigé avec la collaboration de MM. Viennois, secrétaire, et P. Meynet, secrétaire-adjoint de la Commission.

C'est une analyse méthodique des principaux faits observés par la Commission lyonnaise, que je désire présenter aujourd'hui à l'Académie.

Rien de plus simple que la marche que nous avons suivie. Nous avons pris les deux principales espèces animales vaccinifères et vaccinogènes, — le bœuf et le cheval, — et sur chacune d'elles nous avons étudié comparativement les effets de l'inoculation vaccinale et de l'inoculation variolique.

J'exposerai d'abord ce qui a trait au bœuf.

Avant toute chose, je dois dire que la Commission lyonnaise s'est trouvée dans les meilleures conditions possibles, pour faire cette étude comparée de la vaccine et de la variole chez les animaux de l'espèce bovine. Deux magnifiques vacheries avaient été mises entièrement à notre disposition : l'une par M. Lœuilliet, directeur de l'École d'agriculture de la Saulsaie, où l'on ne compte pas moins de 160 têtes de bétail ; l'autre par M. Caubet, au parc de la Tête-d'Or, qui renferme environ 100 animaux. Dans les deux établissements, la plupart des sujets sont nés sur les lieux mêmes. On connait parfaitement leur état de santé depuis le moment de leur naissance ; et nous avons pu agir ainsi, à coup sûr, sur des animaux qui n'avaient eu antérieurement ni cowpox, ni fièvre aphtheuse. En effet, ces deux maladies n'ont jamais régné à la Saulsaie. Quant à la vacherie de la Tête-d'Or, elle avait été envahie par la cocotte quelques semaines avant le début de nos principales expériences. Mais loin de nuire à nos recherches, cette circonstance les a favorisées, en ce sens qu'elle nous a fourni ainsi l'occasion de résoudre accessoirement la question de la nature vaccinale de la fièvre aphtheuse. Ajoutons que les portes de l'École vétérinaire nous avaient été largement ouvertes par le directeur, M. Rodet, pour recevoir ceux de nos animaux que nous avions besoin d'observer de très-près.

Une première série de trente bêtes, prises au hasard, sans distinction d'âge ni de sexe, nous servit à étudier les effets produits par l'inoculation de la vaccine primitive, ou cowpox, dont nous devions la semence à l'obligeance de MM. Palasciano et Lanoix.

Sur tous ces animaux, sans exception, nous fîmes naître de magnifiques éruptions vaccinales, comme vous en pouvez juger par l'échantillon qui a été représenté dans la planche Ire de notre rapport, planche que je me plais à mettre sous les yeux de l'Académie. Dans tous les cas, ces éruptions sont restées absolument locales. Il est bien poussé, sur un de nos sujets, une petite pustule surnuméraire, que l'on peut voir sur la planche IIe ; mais il y a tout lieu de croire que cette pustule provenait d'une auto-inoculation.

Une deuxième série d'une vingtaine de bêtes fut consacrée à l'étude des inoculations de vaccin humain, vaccin récemment importé sur l'homme, ou ancien vaccin Jennérien. La réussite fut presque aussi complète. En effet, l'inoculation ne manqua que sur une seule bête ; et encore cet échec sera considéré par nous comme non avenu, car il a été observé sur une bête qu'une réinoculation subséquente nous a montré douée d'une faible réceptivité, et, de plus, cette bête avait été inoculée avec du vaccin recueilli un peu trop tard.

La Commission lyonnaise a donc été aussi heureuse que M. Bousquet dans ses tentatives d'inoculation de vaccin aux animaux de l'espèce bovine. Elle a même été beaucoup plus heureuse que notre savant collègue, car elle a réussi aussi bien sur les bêtes d'âge que sur les jeunes veaux, et aussi bien encore avec l'ancien vaccin Jennérien qu'avec le vaccin récemment implanté sur l'espèce humaine. De plus, — nouvel avantage des expériences de la Commission lyonnaise sur celles de M. Bousquet, — le cowpox ainsi obtenu nous a paru presque aussi beau que le cowpox vrai (la planche IVe en fait foi) ; et nous avons pu le transmettre chez l'homme et chez le bœuf, pendant plusieurs générations, sans qu'il s'altère, au contraire. Aussi, faute de cowpox vrai, avons-nous souvent produit ainsi du cowpox artificiel pour inoculer des enfants que leurs parents répugnaient à laisser vacciner avec du vaccin humain ; et nous sommes forcés de convenir que les pustules engendrées par ce cowpox ont toujours été parfaitement belles, aussi belles que les boutons produits par le cowpox vrai.

Enfin, dans une troisième série d'expériences, le cowpox a été inoculé à des animaux atteints de fièvre aphtheuse très-peu de temps auparavant. Ces animaux, au nombre de 5, ont tous pris une belle éruption vaccinale. Ce qui prouve catégoriquement que la fièvre aphtheuse ne saurait être assimilée au cowpox. (Voir la planche IIIe.)

Voilà le résultat de nos inoculations vaccinales. Voici ce qu'ont produit nos inoculations varioliques :

Dix-sept vaches, génisses ou taurillons, compagnons des précédents, ont été inoculés de la variole humaine, les uns en 1863, les autres en 1865. Les inoculations ont été faites avec le plus grand soin, avec toutes les précautions recommandées en pareil cas. Aucun des sujets n'a pris le cowpox. Les inoculations ne sont cependant pas restées absolument sans effet ; toutes ont déterminé la formation de très-petites papules rougeâtres. On les a représentées dans la planche VIe. Comparez ces papules avec les pustules engendrées par l'insertion du vaccin, et jugez s'il y a possibilité d'assimiler les deux éruptions l'une à l'autre. Ajoutons que ces papules ont toujours disparu rapidement par une sorte de résorption, sans laisser de croûtes.

Et maintenant, qu'est-ce que cette éruption papuleuse déterminée par l'inoculation de la variole? A-t-elle quelque chose de spécifique? Ou ne serait-ce pas tout simplement le résultat du travail inflammatoire excité par la piqûre elle-même? MM. Bousquet et Bouley, qui regardent comme absolument négatifs, dans tous les cas, les résultats de l'inoculation variolique au bœuf, pencheront peut-être vers la dernière interprétation. Ils se tromperaient.

En effet, 15 de ces 17 animaux ont subi une contre-inoculation vaccinale, pratiquée pour 10 d'entre eux avec le cowpox vrai, pour les 5 autres, avec la vaccine humaine. Or, sur ces 15 animaux, 1 seul a pris un beau cowpox (voir planche VIIe); 3 ont eu des pustules vaccinales rudimentaires et éphémères; tous les autres, au nombre de 11, ont été exempts d'éruption. C'est là un fait entièrement neuf, que la Commission lyonnaise ne craint pas de présenter comme ayant une importance considérable. Il prouve que les papules provoquées dans l'espèce bovine, par l'inoculation de la variole, constituent une éruption spécifique, et que cette éruption possède, avec le cowpox, les mêmes relations que la vacine et la variole dans l'espèce humaine. En effet, la variole préserve le bœuf du cowpox, comme le cowpox protège l'homme contre la petite vérole.

Tout à fait locale comme la vaccine, cette éruption ne serait-elle qu'un cowpox rudimentaire qui n'aurait besoin pour se développer que d'être cultivé pendant un certain temps sur les animaux de l'espèce bovine? La Commission lyonnaise a voulu s'en assurer. En excisant les pustules varioliques du bœuf, on peut en extraire par râclage une certaine quantité de sérosité. Cette sérosité a été inoculée à plusieurs animaux. Mais, à cette seconde génération, la variole n'a produit que des effets ou encore plus faibles, ou même tout à fait nuls. Quand on compare ce résultat avec les effets engendrés par l'inoculation de la vaccine au bœuf, quand on voit le cowpox ainsi produit se transmettre indéfiniment avec les mêmes caractères sur les animaux de l'espèce bovine, on ne saurait mettre en doute que l'éruption variolique du bœuf est quelque chose de tout à fait différent du cowpox.

Il reste à s'assurer si ce n'est pas purement et simplement la variole.

Pour cela, la Commission lyonnaise a inoculé cette même sérosité des papules varioliques bovines à un enfant non vacciné. Les planches XIe et XIIe représentent les résultats de cette expérience importante. La première montre, au huitième jour accompli, la pustule unique qui succéda à l'inoculation. Cette pustule, après avoir débuté absolument comme un bouton de vaccine ordinaire, se montre entourée de pustules secondaires à leur début, pustules petites d'abord, qui n'ont pas tardé à devenir très-volumineuses. La planche XIIe fait voir, au quatorzième jour, l'éruption pustuleuse confluente généralisée, qui a fini, vers le 11e jour, par envahir toute la surface du corps.

Voilà, Messieurs, une expérience que je me bornerai à vous présenter purement et simplement au nom de la Commission lyonnaise, sans vouloir y ajouter le moindre commentaire. A vous de juger si la variole s'est modifiée en passant par l'organisme du bœuf.

Un second enfant a été inoculé avec le virus fourni par la pustule primitive du premier. La planche XIIIe représente, au sixième jour accompli, l'éruption primitive qui a été produite par cette inoculation. On dirait trois pustules de vaccine. Mais ce deuxième sujet a eu aussi une éruption générale, très-discrète, il est vrai, mais parfaitement bien caractérisée. Or, Messieurs, sur tous nos enfants vaccinés avec le cowpox vrai, nous n'avons jamais vu d'éruptions pustuleuses générales. Ce qui s'observe alors quelquefois, c'est, autour des points inoculés particulièrement, une légère éruption vésiculeuse très-légère, sorte de *strophulus volaticus* qu'on ne saurait jamais confondre avec des pustules de vaccine ou de variole.

La Commission lyonnaise s'est cependant préoccupée de l'objection probable que, dans les deux cas qui viennent d'être racontés, l'éruption générale pouvait bien n'être que la vaccine généralisée. Elle avait un critère infaillible pour s'en assurer : l'inoculation au bœuf. Or, l'insertion sur une génisse du virus récolté sur les pustules initiales du dernier enfant, pustules si semblables à la vaccine, cette insertion n'a pas produit le cowpox, mais l'éruption papuleuse de la variole bovine.

En résumé, la variole s'inocule au bœuf; mais elle ne se transforme point en vaccine en passant par l'organisme de cet animal. Elle reste variole et revient à l'état de variole quand on la rapporte sur l'espèce humaine.

Les expériences de la Commission lyonnaise sur les animaux Solipèdes sont tellement semblables à celles que je viens de faire connaître, que je me bornerai à indiquer ces nouvelles expériences, malgré l'intérêt que nous y attachons à cause de leur complète originalité.

Nous avons commencé par inoculer à sept chevaux et ânes la vaccine primitive ou cowpox. Dans les sept cas, quoique nos animaux fussent d'un âge avancé, il est survenu une belle éruption de pustules de horsepox, remarquables par l'abondance de leur sécrétion, l'épaisseur, l'étendue et l'aspect cristallin des croûtes formées par cette sécrétion.

La variole inoculée à ces animaux n'a rien produit du tout.

Inoculée à des animaux non vaccinés, elle a déterminé la formation de larges boutons coniques, qui, absolument comme les papules de la variole bovine, se sont résorbés, sans sécréter d'une manière appréciable et sans former de croûtes.

En vaccinant ces derniers animaux, on n'a pu leur donner le horsepox.

On a réussi à transmettre du cheval au cheval cette variole équine, mais sans modifier ses caractères, qui se sont, au contraire, encore plus éloignés de ceux du horsepox.

L'inoculation du virus de cette variole équine a été tentée simultanément sur trois enfants.

Sur l'un, échec complet.

Le second prit d'emblée, neuf jours après l'inoculation, une variole générale, dont le premier bouton parut au bras gauche dans la région inoculée. Cette variole fut discrète et présenta tous les caractères des varioles faibles, dites varioloïdes.

Quant au troisième enfant, les choses se passèrent chez lui, à peu de chose près, comme sur l'enfant inoculé avec la variole bovine. Il eut une éruption primitive nettement caractérisée, puis une éruption générale, confluente sur plusieurs régions du corps.

Le liquide de la pustule primitive de ce dernier enfant servit à en inoculer un quatrième. Toutes les piqûres prirent, et l'on eut une éruption de trois pustules à chaque bras, absolument semblables à des pustules vaccinales ; mais des boutons surnuméraires parurent dans la région inoculée, et il survint sur le ventre deux pustules varioliques.

Un cinquième enfant fut inoculé avec le virus des pustules primitives du précédent. Les choses se passèrent chez lui absolument de la même manière : éruption primitive, identique à une éruption vaccinale, puis éruption secondaire extrêmement discrète, localisée aux mains et aux avant-bras.

Malgré l'atténuation des caractères de l'éruption observée dans cette nouvelle série d'expériences, ce n'en est pas moins la variole que le cheval a communiquée à tous ces enfants, directement ou médiatement. En effet, un enfant non vacciné (le seul), placé dans la même salle que les enfants nos 2 et 3, prit une variole spontanée ; de plus, la mère de l'enfant no 3 tomba malade à son tour, et l'on constata chez cette femme, vaccinée dans son enfance, une éruption de varioloïde discrète. Enfin, rapporté au cheval et à la vache, le virus recueilli sur ces enfants n'a jamais réussi à faire naître le horsepox ou le cowpox.

Telles sont les expériences de la Commission lyonnaise sur cette grave question des relations qui existent entre la variole et la vaccine.

Résumons les résultats et les conclusions de ces expériences :

1° La variole humaine s'inocule au bœuf et au cheval avec la même certitude que la vaccine.

2° Les effets produits par l'inoculation des deux virus diffèrent absolument.

Chez le bœuf, la variole ne produit qu'une éruption de papules si petites, qu'elles passent inaperçues quand on n'est point prévenu de leur existence.

La vaccine, au contraire, engendre l'éruption vaccinale type, avec ses pustules larges et fort bien caractérisées. Elle s'inocule parfaitement aux animaux qui ont eu la fièvre aphtheuse : donc la fièvre aphtheuse et la vaccine sont deux choses radicalement distinctes.

Chez le cheval, c'est aussi une éruption papuleuse, sans sécrétion ni croûtes, qu'engendre la variole; mais, quoique cette éruption soit beaucoup plus grosse que celle du bœuf, on ne saurait jamais la confondre avec le horsepox, si remarquable par l'abondance de sa sécrétion et l'épaisseur de ses croûtes.

3° La vaccine inoculée isolément aux animaux des espèces bovine et chevaline les préserve en général de la variole.

4° La variole inoculée dans les mêmes conditions s'oppose généralement au développement ultérieur de la vaccine.

5° Cultivée méthodiquement sur ces animaux, c'est-à-dire transmise du bœuf au bœuf et du cheval au cheval, la variole ne se rapproche pas de l'éruption vaccinale. Cette variole reste ce qu'elle est ou s'éteint tout à fait.

6° Transmise à l'homme, elle lui donne la variole.

7° Reprise à l'homme, et transportée de nouveau sur le bœuf ou le cheval, elle ne donne pas davantage, à cette seconde invasion, le cowpox ou le horsepox.

Donc, malgré les liens évidents qui, chez les animaux comme chez l'homme, rapprochent la variole de la vaccine, ces deux affections n'en sont pas moins parfaitement indépendantes, et ne peuvent pas se transformer l'une dans l'autre.

Donc, en vaccinant d'après la méthode de Thielé et de Ceely, on pratique l'ancienne inoculation, rendue peut-être constamment bénigne par la précaution qu'on prend de n'inoculer que l'accident primitif, mais ayant, à coup sûr, conservé tous ses dangers au point de vue de la contagion.

TABLE

CHAPITRE DEUXIÈME.

www.ingramcontent.com/pod-product-compliance
Ingram Content Group UK Ltd.
Pitfield, Milton Keynes, MK11 3LW, UK
UKHW020326250726
13967UKWH00004B/1877